DES

OPÉRATIONS PRÉLIMINAIRES

EN GÉNÉRAL

PAR

Le Dr E. KIRMISSON,

Aide d'anatomie de la Faculté de médecine.
Ancien interne lauréat des hôpitaux de Paris,
(Médaille d'argent, 1875 ; 2e mention: 1877),
Ancien prosecteur et lauréat de l'Ecole de médecine de Nantes,
Ex-interne des hôpitaux de Nantes,
Membre de la Société anatomique.

PARIS
V. ADRIEN DELAHAYE et Cie LIBRAIRES-ÉDITEURS
PLACE DE L'ÉCOLE-DE-MÉDECINE

1879

DES

OPÉRATIONS PRÉLIMINAIRES

EN GÉNÉRAL

DES

OPÉRATIONS PRÉLIMINAIRES

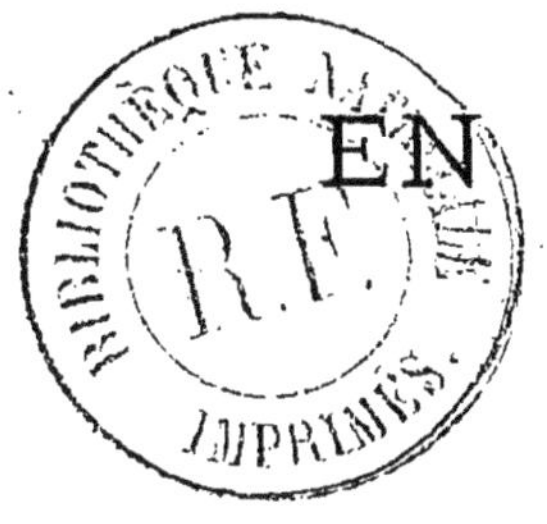

EN GÉNÉRAL

PAR

Le Dr E. KIRMISSON,

Aide d'anatomie de la Faculté de médecine,
Ancien interne lauréat des hôpitaux de Paris,
(Médaille d'argent, 1875; 2e mention; 1877),
Ancien prosecteur et lauréat de l'Ecole de médecine de Nantes,
Ex-interne des hôpitaux de Nantes,
Membre de la Société anatomique.

PARIS
V. ADRIEN DELAHAYE et Cie LIBRAIRES-ÉDITEURS
PLACE DE L'ÉCOLE-DE-MÉDECINE

1879

INTRODUCTION.

Depuis longtemps déjà, M. le professeur Verneuil, s'attachant à l'étude de la pathologie chirurgicale générale, lui a imprimé une féconde impulsion. Il a eu le mérite de poser très-nettement le problème à résoudre, et il l'a formulé de la façon suivante : la *blessure*, le *blessé*, le *milieu ;* tels sont les trois points qui doivent être envisagés tour à tour par le chirurgien désireux d'arriver à des données vraiment scientifiques et à une pratique utile de son art. Déjà, par des travaux personnels et par ceux de plusieurs de ses élèves, notre maître a pu élucider un grand nombre des questions qui ont trait au blessé lui-même, et, en particulier, aux états constitutionnels qu'il peut présenter. La connaissance du milieu dans lequel se trouve le malade fait chaque jour de nouveaux progrès. Les nombreuses recherches sur la méthode antiseptique permettent d'entrevoir dans un avenir plus ou moins proche la solution de ce grave problème. Reste la blessure elle-même : tantôt elle résulte d'un traumatisme accidentel, tantôt elle est produite volontairement par le chirurgien dans le but de guérir. Sans doute, pour nous, il est indispensable de connaître à fond les traumatismes accidentels, afin de les traiter convenablement. Mais n'avons-nous pas encore un grand intérêt à nous rendre un compte exact des traumatismes chirurgicaux, puisqu'ils résultent de notre intervention personnelle, et que, dès lors, nous en portons la responsabilité tout entière? Nous devons donc les analyser soigneusement dans leur but et dans leurs divers modes d'exécution. C'est ce que nous essaierons de faire ici pour les opérations préliminaires.

Nous prions notre cher maître M. Verneuil, qui nous a inspiré l'idée de ce travail, de vouloir bien l'accueillir avec indulgence et d'agréer l'expression de notre reconnaissance la plus sincère.

DES

OPÉRATIONS PRÉLIMINAIRES

EN GÉNÉRAL

CHAPITRE PREMIER.

DÉFINITION ET DIVISION DU SUJET.

Nous appellerons *préliminaires* certaines opérations portant généralement sur des parties saines, et ayant pour but de rendre possibles ou plus faciles les opérations fondamentales.

Fréquemment, et d'une manière indirecte, elles augmentent la bénignité de ces dernières.

Pour justifier notre définition, prenons un exemple. Dans une ligature d'artère, que se passe-t-il ? Le chirurgien incise successivement et couche par couche la peau, le tissu cellulaire sous-cutané, l'aponévrose d'enveloppe, les muscles même, s'il est nécessaire, pour mettre à nu l'artère. Puis, il dénude le vaisseau dans une petite étendue, et il termine l'opération par le passage et la constriction du fil. Or, ces diverses manœuvres ont-elles toutes le même but ? Bien évid mment non ; les incisions préalables n'ont d'autre rôle que de rendre posible la ligature. Elles ont toutes ce double caractère de porter sur des parties saines et de contribuer à mettre à découvert la partie malade qui est ici l'artère. Elles constituent dans leur ensemble l'opération préliminaire; l'opération essentielle, fondamentale, c'est la ligature même du vaisseau. Enfin, si le chirurgien juge à propos de tenter la réunion immédiate, la suture de la plaïe sera l'opération complémentaire.

Ainsi exécutée, la ligature d'une artère nous offre le type d'une opération complexe. Mais toutes ne présentent pas ce caractère. L'incision d'un phlegmon ne comprend qu'un seul acte opératoire, la section plus ou moins large de la partie malade qui est tout le but de l'opération.

Depuis longtemps on a adopté la classification des opérations en simples et complexes, et nous la trouvons reproduite par Velpeau dans son *Traité de médecine opératoire*. Il divise les opérations communes ou générales en simples et complexes. « Le plus grand nombre des opérations, dit-il, se composent de divers temps simples, qui sont souvent eux-mêmes autant d'opérations distinctes. Partout, en médecine opératoire, on retrouve, en effet, les incisions; les dilatations, les extractions, les réunions, soit isolément, soit diversement associées » (1).

Déjà, la même division avait été exposée dans la médecine opératoire de Sabatier (2). Nous y lisons, en effet, ce qui suit : « Parmi les opérations chirurgicales, les unes sont simples....., d'autres sont compliquées et exigent, pour être exécutées, la succession d'un plus ou moins grand nombre d'actions partielles et l'emploi d'instru-

(1) Velpeau. Nouveaux éléments de médecine opératoire, 2e édition, 1839, t. I, p. 404.

(2) Médecine opératoire de Sabatier, éd. Sanson et Bégin, 1832, t. I, p. 10.

ments multipliés; telles sont les opérations de la taille, du trépan, de la fistule lacrymale, les amputations des membres dans leur continuité, etc. Les grandes opérations ne sont compliquées que parce qu'elles sont formées de la réunion de deux, de trois, de quatre des opérations simples. »

Si nous avons fait les citations précédentes un peu longues, c'est pour bien montrer la valeur des termes, opérations compliquées (Sabatier) ; opérations complexes (Velpeau), dans la bouche des auteurs que nous venons de citer. Par ces mots, ils ont voulu désigner des opérations comprenant un certain nombre d'actes successifs, sans prétendre en rien indiquer la valeur ou le but même de ces actes. Ils n'ont point distingué les manœuvres fondamentales ou principales, qui sont l'objet même de l'opérateur, de celles qui sont seulement préliminaires ou complémentaires. Nous chercherions en vain cette dernière classification dans Boyer, dans l'article : Opération d'A. Bérard (1), dans le *Compendium de chirurgie*. Il n'existe non plus aucune trace de cette division dans les livres de médecine opératoire les plus rapprochés de nous, qui sont aujourd'hui entre toutes les mains. Le seul auteur qui l'ait adoptée, c'est M. Gosselin (2). Dans sa thèse sur le traitement chirurgical des polypes des fosses nasales et du pharynx (1850), il divise les opérations applicables à ces tumeurs en simples et en complexes. Parmi ces dernières, il distingue celles qui sont préliminaires, fondamentales et complémentaires. Mais M. Gosselin n'a appliqué cette division qu'à ce point particulier de la médecine opératoire, et il ne l'a pas généralisée. Nous avons encore à citer ici

(1) Dict. en 30 vol., t. XXII, p. 99.

(2) Gosselin. Traitement chirurgical des polypes des fosses nasales et du pharynx. 1850. Thèse de concours pour la chaire de médecine opératoire.

deux thèses faites sous l'inspiration de M. Verneuil : celle de M. Capmas, qui a traité des opérations préliminaires destinées à faciliter l'extirpation des tumeurs de la langue et du plancher de la bouche (1), et celle de Raymond sur l'extirpation des tumeurs, qui étudie aussi certaines opérations préliminaires (2).

En résumé, nous admettons, avec la plupart des auteurs, la classification des opérations en simples, et en complexes ; mais nous donnons à ce dernier terme une signification particulière. Nous entendons par là des opérations dans lesquelles le but fondamental n'est atteint qu'à l'aide de plusieurs actes successifs préliminaires ou complémentaires. Déjà nous avons cité l'exemple d'une ligature d'artère. Nous pourrions de même présenter celui de la taille. Ici, que se propose-t-on ? C'est bien évidemment d'extraire le calcul contenu dans la vessie. L'extraction par les voies naturelles étant impossible, on a recours à la création d'une voie artificielle. Toutes les incisions pratiquées dans ce but, et portant sur la peau, la portion membraneuse de l'urèthre, la prostate, sont préliminaires ; l'extraction du calcul constitue l'opération fondamentale.

Mais, parmi les opérations, il en est qui semblent, au premier abord, ne rentrer dans aucun des deux groupes que nous venons d'établir. Ce sont celles dans lesquelles le même acte opératoire est répété un plus ou moins grand nombre de fois.

L'incision d'un phlegmon était, disions-nous, le type d'une opération simple. L'ablation d'une tumeur, qui pourra nécessiter un très-grand nombre d'incisions, sera-t-elle donc une opération complexe ? Nullement, car toutes

(1) Capmas. Thèse de doctorat. Paris, 1866.
(2) Raymond. Ibid., 1870.

ces incisions, tous ces coups de bistouri, quelque multipliés qu'ils soient, n'ont tous qu'un seul et même but, l'ablation de la partie malade. De même dirons-nous d'une amputation que c'est une opération complexe, parce qu'elle comprend la section successive de la peau, des muscles, des os? Pas davantage; en effet, tous ces actes opératoires, encore bien qu'ils soient exécutés avec des instruments différents, couteau, bistouri, scie, tendent tous vers un but unique, l'ablation du membre à amputer. Ce n'est qu'au cas où l'on voudra tenter la réunion immédiate qu'on fera de l'amputation une opération complexe par l'addition de la suture qui constituera l'opération complémentaire.

On voit par là quelle distance nous sépare de Sabatier qui, dans les opérations compliquées ou complexes, range, à côté de la taille et du trépan, les amputations des membres, uniquement parce qu'elles se composent de plusieurs sections successives. Pour nous, ce caractère unique ne suffit pas; ce qu'il faut regarder, c'est le but à atteindre. Or, toutes ces incisions ont un seul et même objet; elles constituent une opération simple.

Il est inutile de multiplier les exemples. Nous croyons avoir bien fait comprendre ce que nous entendons par opérations simples et complexes, et, dans ce dernier groupe, ce qui revient à l'acte préliminaire, à l'acte principal ou fondamental, et enfin à l'opération complémentaire.

Ajoutons toutefois que l'acte préliminaire n'est pas toujours nécessairement une opération sanglante; ce peut être une simple manœuvre, n'exigeant point l'intervention de l'instrument tranchant. Tel est l'abaissement de l'utérus dans l'extirpation de polypes de cet organe; la dilatation de l'urèthre dans le traitement des fistules péniennes; la dilatation du vagin dans celui des fistules vésico-vaginales.

Cette distinction entre les opérations et les manœuvres préliminaires est utile à établir au point de vue du pronostic. En effet, l'opération blesse les tissus ; la manœuvre ne les blesse pas. Disons, d'ailleurs, que, dans bien des cas, il existe une transition insensible entre les manœuvres et les opérations préliminaires proprement dites. Le traitement des fistules vésico-vaginales nous en offrira bientôt un exemple.

Pour délimiter notre sujet, il nous faut chercher, dans tout le champ de la médecine opératoire, quelles sont les opérations présentant pour caractère d'être préliminaires ; ce sont celles-là seules qui doivent nous occuper ici.

A cet effet, nous devons nous demander tout d'abord quelles sont, d'une manière générale, les indications que se propose le chirurgien dans les opérations.

De tout temps on a cherché à établir cette classification. Celse divisait toutes les opérations, d'après le but à remplir, en quatre groupes qu'il rapportait à la diérèse, à l'exérèse, à la synthèse et à la prothèse.

Nous trouvons une division analogue dans notre immortel Paré (1) : « Les opérations de chirurgie, nous dit-il, sont cinq en général ; à sçavoir : oster le superflu ; remettre en sa place ce qui est sorti ; séparer le continu ; ioindre le séparé ; adiouster et aider à nature en ce qui luy défaut. »

Paré, on le voit, établit une classe de plus que Celse, et cette classe, nous devons la conserver, car elle est parfaitement naturelle, tout à fait distincte des quatre autres ; c'est celle qu'il désigne par ces mots : remettre en sa place ce qui est sorti.

Cette classification de Paré est celle qui a été admise

(1) A. Paré. Œuvres complètes, éd. Malgaigne, t. I, p. 26. Des opérations de chirurgie.

par M. Verneuil, dans son étude sur l'anaplastie en général (1). Il décrit, en effet, cinq groupes d'anaplastie répondant aux cinq groupes de difformités : anaplasties par synthèse, par diérèse, par exérèse, par prothèse, par *anataxie*, c'est-à-dire replacement en son lieu normal d'une partie déplacée.

Nous aurons donc, à propos de chaque opération, à nous demander quelle est celle des cinq indications qu'elle se propose. Nous examinerons ensuite si le but est atteint d'emblée, ou s'il ne l'est qu'avec l'aide de certains actes revêtant les caractères d'opérations préliminaires.

Du reste, l'opération préliminaire peut être unique, comme dans le cas déjà cité de la ligature d'une artère, ou bien une même opération comporte plusieurs opérations préliminaires successives. C'est ainsi qu'une extirpation de polype naso-pharyngien comprendra, dans certains cas, la ligature de la carotide externe, première opération préminaire ; puis l'ablation du maxillaire supérieur, deuxième opération préliminaire.

Ces actes opératoires successifs concourent tous au même but, et souvent même l'opération fondamentale serait complétement impossible sans l'acte ou les actes opératoires préliminaires.

D'autres opérations sont loin de présenter, au point de vue de la médecine opératoire, le même degré d'utilité; elles sont simplement *adjuvantes :* telle est l'iridectomie dans l'extraction de la cataracte. Ce n'est ni pour rendre possible, ni même pour faciliter l'extraction de la lentille cristallinienne qu'on pratique l'iridectomie; c'est surtout pour mettre l'œil à l'abri des complications inflammatoires. De même, dans l'ablation d'un polype naso-pha-

(1) Verneuil. Art. Anaplastie, Dict. encycl.

ryngien, quand on a recours à la trachéotomie, ce n'est ni pour permettre ni pour faciliter l'extirpation de la tumeur : c'est seulement pour prévenir la suffocation résultant de l'entrée du sang dans les voies aériennes. La trachéotomie, dans ce cas, n'est qu'adjuvante. Elle l'est encore dans l'extirpation des polypes du larynx par les voies naturelles. Ici, en effet, elle ne facilite pas l'opération ; elle prévient seulement les dangers résultant du spasme de la glotte.

Au reste il est bien difficile d'établir une ligne de démarcation absolue entre les opérations adjuvantes et les opérations préliminaires elles-mêmes. Dans quel groupe, par exemple, doivent être placées les incisions libératrices dont on fait un si grand usage dans l'autoplastie ? Elles ont, sans doute, pour caractère de porter sur des tissus sains ; de plus, quand on les envisage dans certaines opérations, par exemple, dans la staphylorraphie, il est bien évident qu'elles sont destinées à faciliter l'exécution de l'opération principale. Mais, si nous les examinons dans d'autres cas, comme dans la périnéorrhaphie, elles ont une signification bien différente. Ce n'est qu'après la suture du périnée, et seulement pour s'opposer au tiraillement des lèvres de la plaie, qu'on pratique les incisions libératrices. Elles n'interviennent donc pas pour faciliter l'opération principale, mais seulement pour en assurer l'heureux résultat. On voit par là que, suivant tel ou tel cas particulier, on peut ranger les incisions libératrices dans les opérations préliminaires ou simplement adjuvantes Aussi ne les ferons-nous pas rentrer dans notre sujet.

On pourrait être tenté de ranger parmi les actes préliminaires certaines opérations qui en précèdent nécessairement une autre chez un même sujet Ainsi, il peut arriver, et il arrive souvent, en effet, qu'un malade présente à la fois un rétrécissement de l'urèthre et un calcul vésical.

Avant de traiter l'affection calculeuse, il sera nécessaire de s'occuper du rétrécissement, et il pourra devenir indispensable de faire précéder d'une uréthrotomie interne la taille ou la lithotritie. Est-ce à dire que, dans ce cas, l'uréthrotomie constituera une opération préliminaire? Nullement, car les deux opérations, uréthrotomie interne et lithotritie, sont également curatives, et s'adressent à un mal différent. Elles sont seulement subordonnées l'une à l'autre, en ce sens qu'elles doivent être exécutées dans un ordre déterminé. De plus, l'uréthrotomie interne se pratique sur des organes malades, *et non sur des tissus sains*, ce qui est un des caractères que nous avons assignés dans notre définition aux opérations préliminaires. Toutefois ici encore, la limite précise est difficile à établir.

Voici, par exemple, un malade qui présente à la fois un phimosis et une rétention d'urine. L'indication pressante dans ce cas, c'est de pratiquer le cathétérisme. Mais l'étroitesse du prépuce s'oppose à l'introduction de la sonde, et l'on est obligé de pratiquer un débridement. Que le phimosis soit congénital ou qu'il résulte d'un état inflammatoire, le but est toujours le même. Il est évident qu'on ne pratique le débridement du prépuce que pour pouvoir exécuter le cathétérisme. Ce débridement est donc préliminaire ; mais tandis que, dans le cas de phimosis congénital, il porte sur des tissus sains, dans le phimosis acquis ou d'origine inflammatoire, il blesse des parties malades. Supposons de même qu'un malade atteint de calcul vésical présente un rétrécissement du méat. Avant de songer à introduire dans l'urèthre des instruments lithotriteurs, il sera nécessaire de recourir au débridement préalable du méat urinaire. Que le rétrécissement du méat soit congénital ou qu'il soit acquis, cicatriciel, le débridement n'en est pas moins préliminaire. Nous sommes donc obligé de dire que dans certains cas exceptionnels, les opérations préliminaires portent sur des tissus malades ; mais le but qu'on se propose, n'est pas de guérir ces tissus, c'est seulement de rendre possible l'exécution de l'opération fondamentale. Toutefois on ne saurait conserver à ces opérations la dénomination de préliminaires avec le sens que nous lui avons attribué dans notre définition, puisqu'elles ne portent pas sur des tissus sains. A la rigueur, on pourrait dire que, dans ces cas, il existe deux affections coïncidantes dont l'une s'oppose à la cure de l'autre ; aussi est-il nécessaire de commencer par guérir eette dernière. C'est là, si l'on veut, une *cure préliminaire* (1).

Nous croyons avoir ainsi délimité notre sujet, en indiquant, d'une part, tout ce qui nous semble devoir y rentrer ; de l'autre, tout ce que nous aurons à rejeter; mais nous devons tout d'abord répondre à certaines objections qui pourraient nous être faites.

Ainsi comprises, nous dira-t-on, vos opérations préliminaires se confondent entièrement avec ce qu'on a toujours désigné sous le nom de temps opératoires. Si bien justifiée qu'elle soit, la dénomination nouvelle que vous leur appliquez, ne présente pas une grande utilité. Passe encore que vous donniez le nom d'opération préliminaire à ce qui constitue en soi-même une véritable opération, telle que la ligature préalable d'une artère, l'abla-

(1) Bien que le caractère de porter sur des tissus sains soit l'un des plus importants qu'on puisse assigner aux opérations préliminaires, c'est en vue de ces cas exceptionnels que nous avons introduit dans notre définition l'expression *portant sur des tissus généralement sains*.

tion d'un maxillaire supérieur. Mais que vous étendiez ce nom à ce qui n'est qu'un acte concourant au but fondamental, voilà ce qui nous semble une confusion fâcheuse, et un désir de classification poussé jusqu'à l'excès.

Ainsi formulée, l'objection est double, et nous devons répondre isolément à chacun des arguments. Tout d'abord, pour ce qui a trait à la confusion entre les opérations préliminaires et les temps opératoires, loin de la nier, nous sommes les premiers à la reconnaître ; bien plus, nous la faisons volontairement.

Il ne s'agit point ici de la simple substitution d'un terme à un autre : notre but est tout différent. Qu'indique, en effet, le mot temps opératoire? Rien autre chose qu'une idée de succession dans les actes qui concourent à l'opération principale. Et cette idée est si bien dans l'esprit de ceux qui emploient ce terme que, suivant les auteurs, une même opération est décrite en deux, en trois, ou même en quatre temps. Cela dépend de l'isolement ou de la fusion établie entre les divers actes. Sans doute, au point de vue du manuel opératoire, cette division en temps des opérations ne laisse pas que d'avoir une grande importance. Mais notre but est tout autre. Ce que nous envisageons, ce n'est pas la succession ou la fusion des actes opératoires, mais bien leur nature et leur objet. Que, dans une amputation, par exemple, vous pratiquiez isolément, ou bien dans un seul temps, la section de la peau et des muscles, que vous tailliez un ou deux lambeaux, tout cela ne constitue pas à notre point de vue, des actes opératoires différents. C'est toujours l'exécution d'une seule opération fondamentale, l'ablation du membre à retrancher.

Quant à la seconde objection, celle qui nous reproche de confondre sous une même désignation ce qui n'est qu'un temps préliminaire, et ce qui constitue une véritable opération surajoutée à l'opération principale, elle ne nous semble pas mieux fondée que la première. En effet, tel acte qui était fondamental, dans un cas, peut, dans un autre, n'être que préliminaire.

Dans une ligature d'artère pour un anévrysme, par exemple, toutes les manœuvres qui précèdent le passage du fil sont préliminaires ; la ligature même, voilà l'opération fondamentale. Au contraire, dans un cas d'ablation de tumeur, faites-vous une ligature préalable pour éviter l'écoulement du sang, toutes les incisions destinées à mettre l'artère à nu, la ligature elle-même, deviennent préliminaires.

De même, si vous pratiquez l'ablation du maxillaire supérieur pour un cancer de cet os, les incisions de la peau sont préliminaires; l'ablation de l'os est fondamentale. Dans un autre cas, avez-vous recours à la résection du maxillaire supérieur pour une extirpation de polype naso-pharyngien, tout ce qui précède l'extraction de la tumeur, incisions cutanées, résection osseuse, devient alors préliminaire. On voit, par ces exemples, qu'il est impossible d'établir une distinction réelle, au point de vue qui nous occupe, entre les temps préliminaires des opérations, et les opérations préliminaires elles-mêmes. Il n'y a là qu'une différence du simple au compliqué, mais le but reste le même, et c'est cela seul qui doit nous servir de guide pour établir la limitation exacte de notre sujet.

Nous ferons d'ailleurs remarquer que tous ces actes plus ou moins compliqués portent sur des parties saines, et sont destinés à rendre possible ou à faciliter l'exécution de l'opération principale. Ce sont là les caractères que nous avons assignés aux opérations préliminaires, et du moment où l'on adopte une définition, on doit l'appliquer avec rigueur à tous les faits qui y rentrent naturellement. Peu importe que ces faits soient simples, comme une section isolée de la peau, ou complexes, comme une ligature d'artère, ou la résection d'un os.

Nous fondant sur le rôle de chaque acte opératoire dans l'exécution de l'opération principale, nous nous proposons d'établir son utilité et les dangers qu'il présente, de manière à préciser, autant que possible, la responsabilité de chacune des opérations simples qui constituent l'opération complexe. Tout d'abord, nous devons faire remarquer que dans tous les cas où elle est applicable, l'opération simple est préférable aux opérations complexes. Une balle existe dans un trajet fistuleux ; s'il est possible de la saisir avec des pinces et de l'extraire par une simple traction, cela sera le mieux. Mais si, pour atteindre ce but, on est obligé de se livrer à des manœuvres longues et douloureuses, qui peuvent présenter des dangers, il vaut mieux avoir recours à une opération préliminaire, qui consistera ici dans l'emploi des débridements. Portant sur des tissus sains, l'opération préliminaire a l'inconvénient d'augmenter l'étendue du traumatisme ; mais, d'autre part, elle diminue la difficulté ou même les dangers inhérents à l'opération principale. Il y aura donc une balance à établir entre les avantages et les inconvénients que présente chaque mode opératoire; de là, nous tirerons les éléments nécessaires à notre détermination. Nous pourrons ainsi, dans chaque cas particulier, reconnaître si le but que nous nous proposons sera plus sûrement atteint, en recourant à une opération simple, ou bien en lui adjoignant une ou plusieurs opérations préliminaires. Nous étant décidé pour l'emploi de ces dernières, nous aurons à nous demander laquelle est la meilleure parmi celles qui s'offrent à notre choix. Notre critérium sera celui-ci : La meilleure opération préliminaire, dans un cas donné, est celle qui présente à la fois le plus d'avantages, et le moins de dangers.

Dans cette recherche des opérations préliminaires, nous trouverons des cas nombreux et importants où le but à atteindre peut être rempli en opérant, soit par les voies naturelles, soit par des voies artificielles; nous aurons donc à établir un parallèle entre les deux méthodes.

Dès lors, notre sujet se trouve divisé de la façon suivante :

1° Recherche et énumération des opérations préliminaires.

2° Utilité et inconvénients de ces opérations.

3° Responsabilité qui leur incombe dans l'exécution de l'opération fondamentale.

4° Opérations par les voies naturelles et par les voies artificielles. — Parallèle entre les deux méthodes.

Pour remplir notre tâche, nous devrons ne jamais perdre de vue le but à atteindre : rendre l'opération préliminaire aussi innocente et aussi avantageuse que possible. Nous nous fonderons sur l'histoire de la chirurgie qui nous montre les opérations par les voies naturelles et par les voies artificielles se surajoutant ou se substituant les unes aux autres. Enfin, nous nous demanderons si, comme idéal, le chirurgien doit se proposer de substituer partout les opérations par les voies naturelles aux méthodes par les voies artificielles, ou bien si, admettant les unes et les autres, il ne doit pas plutôt user de tous les moyens qui sont à sa disposition, suivant les cas, pour arriver au but suprême de toute intervention chirurgicale : le succès des opérations.

On le voit, notre sujet ainsi compris embrasse un ensemble très-vaste, puisqu'il nous fera parcourir le champ de la médecine opératoire tout entière. De plus, il touche à l'une des questions à la fois les plus importantes et les plus délicates de la chirurgie : celle des indications et des contre-indications opératoires.

CHAPITRE II.

RECHERCHE ET ÉNUMÉRATION DES OPÉRATIONS PRÉLIMINAIRES.

Toutes les opérations chirurgicales, avons-nous dit, peuvent être divisées, d'après le but qu'elles se proposent, en cinq groupes : 1° opérations *par synthèse ;* 2° *par diérèse* ; 3° *par exérèse ;* 4° *par prothèse ;* 5e *par anataxie.* Nous avons à nous demander, à propos de chacune d'elles, si le but qu'elle recherche est atteint par une opération simple, ou s'il ne l'est qu'à l'aide d'actes préliminaires.

I.

OPÉRATIONS PAR SYNTHÈSE.

Le but de la *synthèse*, c'est la réunion de parties séparées. Si la séparation est récente, comme une plaie par instrument tranchant qui vient d'être produite, l'opération consiste uniquement dans la suture des parties divisées ; elle est donc simple. La division est-elle ancienne, il sera nécessaire de pratiquer l'avivement de ses bords pour en provoquer l'accollement ; par là, l'opération deviendra complexe. L'avivement pourra d'ailleurs être fait avec le bistouri, ou par les caustiques.

Certaines solutions de continuité siégent, en outre, à une profondeur très-grande, ou présentent des conditions physiologiques particulières nécessitant l'intervention d'opérations préliminaires.

A propos des solutions de continuité profondément situées, nous ne saurions présenter un exemple plus frappant que celui des fistules vésico-vaginales. Leur accès souvent difficile a fait imaginer un grand nombre de procédés, qui sont rangés par M. Verneuil sous les deux chefs suivants : 1° opérations préliminaires sanglantes destinées à agrandir le vagin ou la vulve ; 2° manœuvres préliminaires non sanglantes destinées à abaisser la fistule (1).

Opérations et manœuvres préliminaires applicables au traitement des fistules vésico-vaginales. — La difficulté d'atteindre l'orifice fistuleux a donné à certains auteurs l'idée de pratiquer la suture de la vessie vers le vagin. Nægele (2) recommande, dans ce but, une sorte de cathéter courbe, muni d'une ouverture à son extrémité, et contenant une aiguille ; on conduisait ce cathéter dans la vessie jusqu'au niveau de la fistule, dont les bords étaient soutenus par un doigt introduit dans le vagin, et l'on traversait alors les bords en poussant l'aiguille, d'abord d'un côté, puis de l'autre ; les chefs étaient noués dans le vagin. Cette idée originale revint à Lewzisky (3).

Dieffenbach recommande une érigne double, implantée dans la partie inférieure de la paroi vaginale antérieure, la tirant fortement en bas jusqu'à l'amener à la vue du chirurgien ; cela pour les fistules de la partie antérieure du vagin. Pour celles de la partie moyenne, il conseille d'attirer le vagin en avant. Pour cela, on applique deux ou

(1) Verneuil. Chirurgie réparatrice, p. 837 et suivantes.
(2) Joüon. Etude sur les fistules vésico-vaginales en Allemagne. Thèse de doct. Paris, 1861.
(3) Dieffenbach's Operative Chirurgie, t. I, p. 579, 1845.

plusieurs érignes dans les lèvres antérieure et postérieure de la fistule, que l'on fait tirer fortement par des aides.

« Cette nécessité d'attirer en bas l'ouverture fistuleuse, dit M. Verneuil (1), pour faciliter l'avivement et le passage des sutures, a exercé dès l'origine l'esprit des chirurgiens. En 1828, Malagodi accrochait l'ouverture fistuleuse avec le doigt recourbé en crochet et porté dans le vagin. Sanson avait songé à déprimer la fistule en agissant par la vessie ; aussi introduisait-il le doigt indicateur de la main gauche dans l'urèthre, et pressait-il directement sur la paroi vésicale inférieure. Mais l'urèthre n'est pas toujours assez dilatable pour admettre sans violence le doigt volumineux de certains opérateurs. Sanson, pour y remédier, eut l'idée hardie de débrider l'urèthre avec le lithotome double pour faciliter l'introduction du doigt ; opération préliminaire grave qui a été louée avec trop de complaisance, et qui doit, ce me semble, être absolument proscrite. »

Quant aux opérations destinées à agrandir le vagin lui-même, nous les trouvons signalées dans la thèse de Michon (2). Dans un cas où le rétrécissement était formé par une sorte de valvule circulaire, Chopart (3) incisa cette valvule pour appliquer ensuite le tamponnement. Dans un cas semblable, Erhmann, cité par Deyber (4), incisa aussi la valvule. On pourrait, dit Michon, sans incision préalable, dilater le vagin par des mèches. Dans un cas rapporté par Luke (5), ce chirurgien dilâta préalablement le vagin avec l'instrument employé par Weiss pour l'urèthre.

(1) Verneuil. Chirurgie réparatrice, p. 738.

(2) Des opérations que nécessitent les fistules vaginales. Michon, thèse de concours, 1841.

(3) Chopart. Maladies des voies urinaires, p. 483.

(4) Répertoire d'anatomie et de physiologie pathologiques de Breschet, t. V.

(5) The Lancet, t. I, 1832-33, p. 679.

Toujours dans le but de remédier à l'étroitesse du vagin, Maisonneuve (1) a pratiqué une opération préliminaire beaucoup plus grave. Dans un cas où l'étroitesse du vagin jointe à un rétrécissement du bassin rendait très-difficile l'abord de la fistule, il fendit la paroi vaginale, et le périnée lui-même, en contournant la paroi latérale gauche du rectum, jusque vers l'échancrure sciatique. Malgré ce délabrement considérable, la suture ne réussit point. Dans d'autres cas, pour faciliter le rapprochement des lèvres de la plaie, il disséqua l'urèthre dans une large étendue, ou bien il fit une incision circulaire cernant toute la fistule, et il disséqua la paroi vaginale.

Ces diverses opérations préliminaires qui aggravaient singulièrement le pronostic sont aujourd'hui abandonnées, depuis que la méthode américaine fournit aux chirurgiens des résultats plus sûrs au prix d'une opération moins compliquée.

Opérations préliminaires applicables en cas de plaies du tube gastro-intestinal. — A côté des fistules vésico-vaginales, et comme exemple de solutions de continuité exigeant par leur profondeur des opérations préliminaires, nous citerons les plaies du tube gastro-intestinal. « Lorsqu'un individu est blessé au ventre par un instrument piquant ou tranchant peu large, dit Philippe Boyer (2), et que la sortie des matières par la plaie extérieure fait connaître que l'estomac ou l'intestin est blessé, doit-on agrandir la plaie pour aller chercher l'organe lésé, et y pratiquer une

(1) Maisonneuve. Nouveaux perfectionnements apportés au traitement des fistules vésico-vaginales, in Mém. de la Soc. de chir., t. III, p. 215.

(2) Des opérations que réclament les plaies de l'estomac et de l'intestin. Ph. Boyer, thèse de concours, 1841.

opération ? Oui, certainement. En effet, si l'on apporte à un chirurgien un malade qui a reçu à l'abdomen une plaie d'instrument tranchant qui laisse échapper les viscères, ce chirurgien n'hésitera pas à agrandir l'incision pour faciliter la rentrée des organes sortis. Pourquoi alors n'ouvrirait-il pas le ventre pour aller chercher ceux qui y sont renfermés ? »

Opérations préliminaires applicables au traitement des fistules péniennes et stercorales. — Dans d'autres cas, l'obstacle à la réparation d'une plaie ou d'un orifice fistuleux vient non plus de la situation profonde, mais des conditions physiologiques particulières dans lesquelles se trouve placée la solution de continuité. C'est ainsi qu'une fistule existant sur le trajet d'un canal excréteur, celui-ci, qui n'est plus parcouru par le liquide dans les mêmes conditions qu'à l'état normal, tend à se rétrécir. De là, une indication préparatoire indispensable pour la cure de l'orifice fistuleux, c'est celle qui consiste à rendre au canal excréteur son calibre. Nous en trouvons un exemple dans le traitement des fistules péniennes. Avant de procéder à la réparation autoplastique de ces fistules, il faut rendre à l'urèthre une largeur suffisante. Deux opérations préliminaires peuvent être employées dans ce but : 1° la dilatation; 2° l'uréthrotomie. Le plus souvent on a eu recours à la première ; d'après M. Verneuil (1), la seconde doit être en général préférée.

Les fistules stercorales se trouvent dans des conditions analogues : Le bout inférieur de l'intestin, ne donnant plus passage aux matières fécales, tend à se rétrécir chaque jour davantage ; mais ce rétrécissement ne va jamais jusqu'à

(1) Chirurgie réparatrice ; fistules péniennes, p. 690.

l'oblitération du canal intestinal. Et, d'ailleurs, là n'est point la condition importante à prendre en considération pour le traitement de cette infirmité. La disposition qui entretient l'anus contre nature, c'est la présence de l'éperon. A Desault revient l'honneur d'avoir indiqué du même coup, en 1790, la cause de la maladie et le remède qui lui est applicable, c'est-à-dire la destruction de l'éperon. Entre les mains de Dupuytren, la méthode se perfectionna, et elle prit définitivement place dans la médecine opératoire par l'invention de l'entérotome (1).

Comme exemple d'une application de l'entérotome préliminaire à la cure d'une fistule stercorale, nous rapporterons l'observation suivante, encore inédite, et que nous devons à l'obligeance de notre collègue, M. le Dr Pauffard.

Observation I.

Anus contre nature de la fosse iliaque droite. Applications répétées de l'entérotome. Opération. Guérison.

Martin F..., 22 ans, cordonnier, entre à l'hôpital de Dijon, le 8 janvier 1870, pour un anus contre nature, datant de 15 mois environ. On obtient peu de détails précis sur l'origine de cette affection. Il a vu, dit-il, se développer dans la fosse iliaque droite, une grosseur très-douloureuse, à marche rapide, qui, au troisième jour, s'est ouverte et a laissé passer des fèces liquides et peut-être du pus; depuis ce temps, l'écoulement intestinal n'a pas cessé de se produire par l'orifice anormal; mais il y a toujours eu perméabilité du bout inférieur, qui laissait de temps en temps échapper par l'anus quelques liquides et quelques gaz. On constate, à 3 centimètres environ au-dessus du milieu de l'arcade de Fallope, l'orifice de la fistule stercorale, orifice situé au centre d'une dépression assez grande de la région, entouré de bourrelets rougeâtres, et permettant l'introduction du petit doigt. Les matières auxquelles il livre passage sont brunes, demi-liquides, assez bien liées; elles s'écoulent en permanence, et, au dire du ma-

(1) Voir pour l'historique de cette question: Ph. Boyer, thèse de concours, 1841, déjà citée.

lade, elles ont toujours présenté les mêmes caractères. On introduit le petit doigt dans les deux bouts de l'intestin et l'on constate la présence de l'éperon très-proéminent.

Quelques jours après l'entrée du malade, on fait une première application de l'entérotome, qui reste en place pendant une semaine environ. Le malade ressent seulement quelques douleurs, et un peu de fièvre. Quelques jours après la chute de l'instrument, les matières passent plus régulièrement dans le bout inférieur. En mars et en avril, seconde et troisième application de l'entérotome, que le malade supporte péniblement, bien que sans accidents graves. Au commencement de mai, l'éperon a presque disparu; la communication entre les deux bouts est plus parfaite; mais il passe toujours une moitié environ des matières par l'anus contre nature. Dans le courant de juillet, la guérison définitive est obtenue par une opération autoplastique.

Opérations préliminaires applicables aux fistules gastriques. — Il est d'autres solutions de continuité dans lesquelles l'obstacle à la réparation ne tient plus aux conditions que nous venons d'examiner, mais à la présence d'un liquide sécrété en contact avec les bords de l'orifice fistuleux. Un exemple intéressant de ce genre nous est fourni par l'étude des fistules gastriques. Cette condition a conduit Billroth à pratiquer en pareil cas deux opérations préliminaires que nous rapporterons ici à cause de leur importance :

Observation II (1).

Fistule gastrique opérée par le procédé de Billroth. Guérison.

Une fille de 25 ans souffrait depuis 20 mois d'une fistule stomacale; celle-ci ne présentait aucune tendance au resserrement; son diamètre était de 3 centimètres. La muqueuse faisait prolapsus à l'extérieur; tout autour des cicatrices la fixaient, et la peau environnante était érythémateuse et excoriée. Au côté externe de cet orifice

(1) Die Magenbauchwand Fistel und ihre operative Heilung nach Pr. Billroth's methode ; von A. Wolfler. Archiv für Klin. Chirurgie, B. XX, ab. 3, p. 577, 1877.

fistuleux, on dessine un lambeau large et bien nourri, qu'on laisse adhérent par ses deux extrémités aux téguments de l'abdomen. La face profonde et ses bords étant en pleine granulation, au bout de huit jours, on détache son extrémité inférieure au moyen d'une ligature qui en détermine lentement la section. Huit jours après on fixe le lambeau à l'orifice fistuleux avivé. Guérison.

Billroth a été guidé par cette idée que l'insuccès tient à la digestion de la lymphe plastique et des exsudats fournis par les lambeaux récemment avivés. Or, les expériences de Menzel (1) et de Stohr (2) semblent indiquer que le tissu de granulations n'est pas attaqué par le suc gastrique peut-être parce que ce tissu est très-vasculaire, qu'il est recouvert d'un enduit riche en mucine et toujours fortement alcalin.

Néanmoins la guérison qui paraissait complète au bout de deux mois, et qui avait d'abord été donnée comme telle, ne se maintient pas. La récidive ne tarda pas à se produire, et quatre mois après, la fistule était absolument dans le même état qu'au moment de l'opération.

Les détails de cette observation m'ont été fournis par mon excellent ami, le Dr Gabriel Maunoury, de Chartres, qui a vu la malade dans le service du professeur Billroth à l'hôpital général de Vienne.

Cette femme était depuis plusieurs mois, quand M. Maunoury la vit (en mai 1877), dans le service de Billroth, pour une large fistule gastrique consécutive à une carie costale. Tout d'abord, on pratiqua tous les deux jours des cautérisations des bords de la plaie avec le thermocautère ; sous cette influence, l'ouverture se rétrécit notablement. A un moment, la rétraction cessa de se produire. Alors Billroth tailla un large lambeau de peau avec lequel il ferma l'ouverture ; mais bientôt une partie du lambeau fut digérée par le suc gastrique, et la fistule se reproduisit. Le 13 juin, on procéda à une autre opération. On commença par séparer la paroi abdominale, puis on fit la suture de la plaie stomacale en mettant séreuse contre séreuse, et on réduisit l'estomac qu'on laissa libre dans la cavité abdominale. Un lambeau de peau pris à gauche de la fistule recouvrit l'ouverture de la paroi abdominale.

La malade guérit.

Certes, l'action funeste exercée par le suc gastrique sur

(1) Wiener med. Wochensch., n° 35, 1871.

(2) Ibidem, n° 16.

les lambeaux ne saurait être contredite, et l'application opératoire qu'en a déduite Billroth est des plus heureuses. Mais, dans beaucoup d'autres cas, on a singulièrement exagéré les propriétés nuisibles des liquides de sécrétion en contact avec les orifices fistuleux, et les opérations préliminaires auxquelles on a eu recours pour parer à ces inconvénients ne sauraient être trop sévèrement blâmées. C'est ce que M. Verneuil s'est attaché à démontrer dans une étude sur l'étiologie des fistules permanentes (1).

Pour les fistules péniennes, on a été jusqu'à fendre le périnée, dans le but de détourner l'urine, opération préliminaire grave qui a été par elle-même une cause de mort. Wutzer, dans l'opération de la fistule vésico-vaginale, pratiquait la ponction sus-pubienne pour détourner l'urine de la vessie.

C'était d'après le même principe qu'on associait autrefois la boutonnière périnéale à la taille sus-pubienne, pratique justement oubliée de nos jours.

Quant aux débridements ou incisions libératrices pratiquées au voisinage des orifices fistuleux dans le but de faciliter le rapprochement des lèvres de la plaie, nous en avons déjà parlé. La plupart du temps elles sont simplement adjuvantes. Nous ne nous en occuperons donc pas ici.

II

OPÉRATIONS PAR DIÉRÈSE.

Dans la *dierèse*, le but qu'on se propose, c'est la division, la solution de continuité des tissus. Dans un grand nombre

(1) Voyez Chirurgie réparatrice, Etudes de physiologie pathologique, examen d'un point de l'étiologie des fistules permanentes, p. 223.

de cas, ce but est atteint directement. Ainsi, dans l'incision d'un phlegmon que nous avons déjà citée, dans l'ouverture d'un abcès sous-cutané, l'opération fondamentale est accomplie en un seul temps. Mais il n'en est pas toujours ainsi : Souvent la profondeur des parties à atteindre oblige le chirurgien à recourir à des opérations préliminaires. S'agit-il en effet de donner issue par une incision à une collection liquide intra-crânienne, l'application du trépan devient alors une manœuvre préliminaire indispensable. De même, pour les collections pleurales, quand la simple ponction ne suffit plus, par exemple, dans le cas de pleurésie purulente, il faut procéder à l'incision méthodique des parois thoraciques constituant l'empyème. Les anciens ajoutaient une opération de plus à cette incision préliminaire. Nous voulons parler de la trépanation d'une côte. Elle fut conseillée par Hippocrate, par Reybard, etc. M. Sédillot (1) a appliqué trois fois ce procédé, et il lui trouve l'avantage de mettre à l'abri de l'ulcération de la plaie et de la douleur. Au lieu de la trépanation, on a pratiqué quelquefois la résection d'une côte, et cela dans les cas où la rétraction du thorax et l'affaissement de ces arcs osseux rendaient très-difficiles le passage du bistouri et l'introduction des tubes destinés au lavage de la cavité pleurale. Billroth et Roser conseillent cette opération. « Je connais, pour ma part, dit Peyrot (2), deux cas où elle a été faite avec succès ; l'un est rapporté dans l'Union médicale, t. VI, 1860 (Watter) ; l'autre m'a été communiqué oralement par M. Panas. »

M. Létiévant (3) a eu recours à la même opération dans

(1) Traité de médecine opératoire, 4e édit., 1870, t. II, p. 502.

(2) Peyrot. Etude expérimentale et clinique sur le thorax des pleurétiques et sur la pleurotomie. Thèse de doct., 1876.

(3) Bulletins de la Société de chirurgie, 7 juillet 1875.

le but d'arrêter une hémorrhagie chez un sujet qui plusieurs mois auparavant avait subi l'opération de l'empyème. Ce chirurgien fit sauter quatre centimètres de la septième et de la huitième côte, afin de reconnaître le vaisseau lésé. Mais il ne put découvrir autre chose que la surface bourgeonnante de la plèvre. Il fit alors le tamponnement de la cavité pleurale au moyen de quatre-vingts tampons réunis en cerf-volant. Quarante-huit heures après le tamponnement fut enlevé, et l'hémorrhagie ne se reproduisit plus. Mais l'empyème mit un an à guérir.

La trépanation a encore été conseillée comme opération préliminaire dans la ponction du péricarde. A. Riolan et d'autres avant lui pensèrent qu'on pourrait trépaner le sternum à un pouce au-dessus du cartilage xyphoïde, pour opérer la ponction du péricarde. Cette idée fut reprise plus tard, et donnée comme nouvelle, par Skielderup, professeur d'anatomie à l'Université de Christiania. Elle fut adoptée par Laënnec et par Boyer, qui lui trouvent l'avantage de ne point ouvrir la plèvre, d'éviter l'artère mammaire interne et de conduire sûrement sur la poche distendue. Velpeau se montre favorable au même procédé (1). Selon lui, la couronne de trépan devrait être appliquée sur la moitié gauche du sternum, immédiatement au-dessus de l'appendice xyphoïde, afin de tomber sur le point le plus large de l'écartement antérieur du médiastin. Un autre procédé consiste, non plus à trépaner le sternum, mais à inciser de dehors en dedans et couche par couche la paroi thoracique, de façon à mettre à nu la face externe du péricarde, et à s'assurer s'il contient bien réellement un li-

(1) Nouveaux éléments de médecine opératoire, 2e édition, 1839, t. III. p. 733.

quide. Cette manière de faire a été suivie par Desault (1), dans un cas, et bien lui en prit, car, sans cela, par le fait d'une erreur de diagnostic, il eût très-probablement blessé le cœur en opérant par une simple ponction. L'autopsie vint en effet démontrer que le péricarde ne contenait que quelques onces de sérosité ; la poche qui avait été prise pour cette séreuse était formée par une membrane unissant le bord interne du poumon au sac péricardique.

A la région abdominale, comme au thorax, la profondeur des collections à ouvrir nécessite l'incision préliminaire des parois enveloppantes ; ainsi, dans les abcès périnéphrétiques, dans les abcès du foie. Mais ici intervient une nouvelle circonstance des plus importantes : c'est le danger d'ouvrir la cavité péritonéale, comprise entre la paroi abdominale elle-même et la collection à évacuer. Ce danger existe, qu'il s'agisse de l'ouverture d'un abcès du foie, d'un kyste hydatique ou d'une tumeur formée par la vésicule biliaire. Mais, dans le cas d'abcès, l'ouverture de la cavité péritonéale est moins à craindre, parce que, le plus souvent, l'inflammation a déjà provoqué entre les deux feuillets de la séreuse des adhérences qui oblitèrent en ce point sa cavité. S'inspirant de ce qui se passe dans ces faits, les chirurgiens se sont efforcés d'imiter la nature et de provoquer des adhérences péritonéales, afin d'inciser sans danger les kystes hydatiques de l'abdomen. De là, est née l'opération préliminaire vantée par Récamier et qui consiste, comme on le sait, en des applications répétées de caustiques dans le but d'amener la formation des adhérences désirées. Une autre opération préliminaire est celle

(1) Voir Boyer. Traité des maladies chirurgicales, 3e édit., 1824, t. VII, p. 402.

à laquelle ont eu successivement recours Graves (de Dublin) (1) et Bégin (2), et qui s'exécute en deux temps.

Graves, après avoir incisé largement tous les tissus jusque près du péritoine, s'arrêtait, remplissait la plaie de charpie et attendait que, dans un effort de toux, la tumeur vînt s'ouvrir d'elle-même au dehors. Bégin a étendu cette méthode à toutes les collections purulentes de l'abdomen et aux hystes hydatiques du foie ; mais il lui a fait subir une modification importante. Il a proposé d'inciser couche par couche jusqu'au péritoine, sans attaquer la paroi du kyste. Puis, trois jours après, comptant sur la production d'adhérences solides, il ouvrait le kyste avec le bistouri. « Des faits assez concluants, dit Velpeau (3), ont été rapportés en Angleterre et en France en faveur de cette méthode, et j'y ai eu recours trois fois moi-même avec avantage. »

Dans un autre ordre de faits, ce n'est plus la profondeur même des parties à atteindre, ce n'est pas davantage la crainte d'ouvrir une grande cavité séreuse qui commande l'opération préliminaire. Ce que l'on redoute, c'est la pénétration de l'air au contact des parties que l'on doit sectionner. De là est née une grande méthode qui a reçu de nombreuses applications. Nous voulons parler de la méthode des sections sous-cutanées. Il ne saurait nous venir un seul instant à l'esprit d'entrer ici dans l'historique de cette méthode qui, chacun le sait, a soulevé les discussions les plus vives et les plus passionnées. Nous nous contenterons de renvoyer le lecteur désireux de s'instruire de cette

(1) Archives de médecine, t. XVIII, p. 295.
(2) Journal hebdomadaire, 1830, t. I, p. 417.
(3) Nouveaux éléments de médecine opératoire, t. IV, p. 19.

question au chapitre très-intéressant que lui a consacré notre maître, M. Verneuil (1).

Nous n'aborderons pas davantage la description de la méthode elle-même qu'on trouvera dans tous les livres de médecine opératoire. Nous nous contenterons de faire remarquer que son emploi ne se borne point à l'usage qu'on en fait dans la ténotomie ; il est beaucoup plus général et le principe est toujours le même, qu'il s'agisse de la section sous-cutanée d'un tendon, d'une bride fibreuse, de la ponction sous-cutanée des ganglions synoviaux, de l'ouverture sous la peau d'un abcès froid, d'une articulation atteinte d'hydarthrose (procédé de Goyrand).

2° *Des opérations préliminaires applicables aux rétrécissements en général.* — A la *diérèse* se rapporte la grande classe des opérations applicables à la cure des rétrécissements en général. Tantôt elles s'exécutent directement comme, par exemple, la section d'un rétrécissement de l'urèthre dans l'uréthrotomie interne ; tantôt elles se compliquent d'une opération préliminaire: ainsi l'uréthrotomie externe où la section du point coarcté est précédée de l'incision des parties molles qui recouvrent l'urèthre à ce niveau.

De même pour les rétrécissements du rectum, l'incision peut être faite directement par l'intérieur du rectum, ou bien être précédée de la section des tissus sains qui recouvrent cette partie de l'intestin, comme dans la rectotomie externe. La même distinction est applicable aux rétrécissements de l'œsophage, traités par l'œsophagotomie soit interne, soit externe.

Dans la cure des rétrécissements des voies lacrymales,

(1) Chirurgie réparatrice. De la méthode sous-cutanée, p. 315.

on fait précéder le cathétérisme de ces voies du débridement préalable des points et des conduits lacrymaux.

3° *Opérations préliminaires dans le cas d'imperforations congénitales des conduits muqueux.* — Dans les imperforations congénitales de l'anus, souvent la hauteur très-grande à laquelle se trouve situé le cul-de-sac de l'intestin le rend très-difficilement accessible par la voie périnéale. M. Verneuil (1) a conseillé dans ces cas d'avoir recours à la résection d'une portion du coccyx. Cette opération préliminaire étend le champ des recherches et souvent elle permet d'atteindre l'intestin qui, sans elle, n'aurait pu être découvert.

III.

OPÉRATIONS PAR EXÉRÈSE.

Le but du chirurgien, dans l'*exérèse*, est de retrancher une partie de l'organisme capable de nuire à la conservation de l'individu. La partie à retrancher peut d'ailleurs appartenir normalement à l'organisme, comme un segment de membre qu'on ampute, ou bien elle est étrangère aux tissus sains, et, dans ce cas, tantôt elle s'est développée au milieu d'eux d'une façon pathologique, tantôt elle est venue du dehors (corps étrangers). Le but à remplir peut être atteint directement; mais souvent il ne l'est qu'à l'aide d'opérations préliminaires: aussi ce groupe devra-t-il nous occuper longuement.

Les nombreuses opérations préliminaires qui ont trait à l'exérése peuvent être rangées en deux groupes : Les unes

(1) Société de chirurgie, 28 mai 1873.

ont pour but d'économiser le sang du malade ; les autres permettent de mettre à découvert la tumeur à enlever ou, tout au moins, rendent son extirpation plus facile.

Les opérations ayant pour but d'atténuer la perte de sang comprennent toutes les *ligatures préliminaires*. Elles ont porté le plus souvent sur les artères du cou, c'est-à-dire sur la carotide primitive, la carotide externe et la linguale. Tantôt on a fait d'emblée la ligature du vaisseau, tantôt on a eu recours aux ligatures temporaires ou d'attente (Velpeau) (1).

Quant aux opérations destinées à ouvrir une voie à l'opérateur ou seulement à faciliter l'exérèse, elles sont de beaucoup les plus nombreuses et trouvent surtout leur application dans des régions comme celles de la face, où des cavités profondes et anfractueuses rendent souvent fort difficile l'ablation des néoplasmes.

I.

RÉGION DE LA FACE.

Opérations préliminaires applicables au traitement des polypes naso-pharyngiens. — Au premier rang de ces opétions, nous citerons tout d'abord celles qui s'appliquent à l'extirpation des polypes naso-pharyngiens. La gravité de cette redoutable affection, jointe à la difficulté opératoire, résultant de la situation profonde de ces tumeurs, justifie la multitude des procédés opératoires qui leur ont été opposés. Tous ces procédés peuvent être groupés, comme on

(1) Voyez Raymond. Etude sur l'extirpation des tumeurs. Doctorat 1870, Paris.

le sait, sous quatre chefs : 1° *Méthode nasale*, c'est celle qu'on pourrait appeler méthode ancienne ; on la trouve indiquée déjà dans les livres hippocratiques, « ce qui permet, dit M. Verneuil (1), de faire remonter aux origines de l'art le principe si fécond des opérations préliminaires. »

Hippocrate formule assez nettement les signes des polypes des fosses nasales (*De morbis*, liv. II). Dans quelques cas, les ailes du nez étaient incisées, afin de rendre les manœuvres plus faciles.

2° *Méthode buccale ou palatine*. — En 1717, Manne, d'Avignon, incisa le voile du palais sur la ligne médiane. Cette méthode comprend deux procédés : 1° celui de Dieffenbach, dans lequel on se contente de faire une simple boutonnière staphyline ; 2° celui de Nélaton, où l'on fait de plus une résection de la voûte palatine. En 1840, Ach. Flaubert et, en 1843, Adelmann, de Dorpat, fendirent le voile du palais et la muqueuse palatine que ne doublaient plus les apophyses horizontales des maxillaires supérieurs (2).

M. Michaux, de Louvain, et M. Oscar Heyfelder ont vu, dans ces deux opérations, non-seulement le principe, mais l'exécution même de l'idée réalisée en 1848 par Nélaton. Michaux, lui aussi, avait réséqué une portion de la voûte palatine pour atteindre plus aisément une tumeur pharyngienne.

3° *Méthode faciale ou maxillaire*. — Le premier fait d'ablation du maxillaire supérieur appartient à Syme, d'Edimbourg, qui pratiqua cette opération le 12 août 1832 ;

(1) Bulletins de la Société de chirurgie, 14 mars 1860.
(2) Voir Verneuil. Bulletins de la Société de chirurgie, 3 mai 1860.

le malade mourut (1). Syme fut imité, en 1840, par Flaubert, de Rouen. « Déjà, dit M. Verneuil, on pourrait reconnaître les traces de la méthode faciale dans ces cas anciens de trépanations étendues du sinus maxillaire pour enlever de prétendus polypes fibreux de l'antre d'Highmore. »

4° *Méthode orbitaire.* — Dans la séance du 14 mars 1860, M. Verneuil lisait à la Société de chirurgie un rapport à propos d'une communication de M. Rampolla, de Palerme. Ce chirurgien propose, pour l'extirpation des polypes naso-pharyngiens, de s'ouvrir une voie par la perforation de l'unguis, puis de passer une chaîne d'écraseur à travers l'ouverture.

Le 18 avril 1860, M. Palasciano, de Naples, adressait à la même Société une note dans laquelle il réclamait pour lui la priorité de la perforation de l'unguis comme opération préliminaire. Il l'a pratiquée pour la première fois le 9 novembre 1857. En 1858, il l'a communiquée au 34e congrès allemand siégeant à Carlsruhe. M. Rampolla dit avoir fait son opération le 10 juillet 1857. Il a donc la priorité sous le rapport de l'exécution, mais M. Palasciano est le premier en date, au point de vue de la publication.

Chacune des méthodes que nous venons d'indiquer comprend un grand nombre de procédés. De plus, les méthodes fondamentales ont pu elles-mêmes être combinées, de manière à créer des opérations préliminaires à voies multiples.

Si nous avons pris pour exemple les polypes naso-pharyngiens, c'est à cause de leur fréquence ; mais les opérations que nous venons de citer pourraient, on le comprend,

(1) Voir Verneuil. Bulletins de la Société de chirurgie, 12 avril 1860.

s'appliquer à toutes les tumeurs développées dans le même point, quelle que fût leur nature.

Au dessous des fosses nasales et des diverticules qui leur sont annexés, la cavité buccale peut devenir le siége de néoplasmes divers, qui, par leur profondeur, réclameront l'emploi de voies préliminaires. Au premier rang, nous devons citer les tumeurs de la langue, qui ont conduit parfois les chirurgiens à employer la ligature préalable de l'artère linguale, dont nous avons déjà parlé.

Opérations préliminaires applicables aux tumeurs de la langue et du plancher de la bouche. — Quand l'amputation de la langue par l'intérieur de la cavité buccale semble impossible, parce qu'on ne pourrait pas enlever ainsi tout le néoplasme, ou trop périlleuse, à cause de la possibilité d'une hémorrhagie, le chirurgien s'ouvre une voie préliminaire. Tous les procédés employés dans ce but peuvent être groupés dans quatre classes :

1° *Ligature par la région sus-hyoïdienne.* — Dans un cas où la tumeur occupait une des moitiés latérales de la langue et s'étendait presque jusqu'à l'épiglotte, J. Cloquet (1) imagina, en 1827, de pénétrer par la région sus-hyoïdienne pour passer à travers la base de la langue une double ligature dont l'une servit à circonscrire la tumeur en arrière, et l'autre à compléter sur la ligne médiane l'isolement de la tumeur préalablement fait en grande partie avec le bistouri.

Dans ce but, une incision de 27 millimètres de longueur, parallèle à l'axe du corps, fut pratiquée sous le menton, immédiatement au-dessus de l'os hyoïde. L'opération eut

(1) Archives gén. de méd., t. XIV, p. 511, 1re série, 1827.

lieu le 6 mars ; dès le soir, la respiration était difficile. Le 7, le 8 et le 9, la difficulté de respirer alla en augmentant. La mort survint dans la nuit du 9 au 10 mars.

A l'autopsie, faite le 11, on trouva, dit l'auteur, la tuméfaction de la langue moindre qu'on aurait pu le croire ; la partie malade était convenablement saisie ; mais le larynx, la trachée et les bronches étaient remplis de mucosités sanguines et purulentes noirâtres, en sorte que cet homme est mort asphyxié et comme empoisonné par cette substance qui répandait une odeur infecte. Les ganglions du cou étaient en suppuration. Les autres organes n'offraient pas de traces de lésion.

Le procédé de J. Cloquet a été employé par G. Mirault d'Angers (1), et par James Arnott, chirurgien de l'hôpital de Middlesex (2), qui l'ont modifié en supprimant l'incision antéro-postérieure de la langue faite avec le bistouri.

Une autre modification du procédé est celle que lui a imprimée Vidal de Cassis (3). Cet auteur fait la ligature au moyen d'une longue aiguille à manche enfoncée au-dessus de l'os hyoïde. Il suit donc la voie sus-hyoïdienne, mais il ne pratique pas d'incision préalable de cette région.

2° *Incision de la joue.* — Elle fut pratiquée pour la première fois par Jæger (4), en 1834, dans un cas de cancer

(1) G. Mirault. Mémoire sur la ligature de la langue et sur celle de l'artère linguale. In Mém. de l'Académie de médecine, t. IV, p. 35, 1835.

(2) J. Arnott. Case of malignant disease occuping the Half of the Tongue in which a ligature was applied, in Med. Chir. Transact., t. XXII, p. 20, 1830.

(3) Vidal de Cassis. Traité de pathologie externe, t. III, p. 586.

(4) Jæger. In Journal de Hecker's, mars 1834.

occupant les deux tiers antérieurs de la langue (1). Elle paraît n'avoir plus été exécutée jusqu'en 1858, époque à laquelle M. Maisonneuve l'a reprise avec succès. Ce chirurgien raconte (2) que l'idée de cette opération préliminaire lui fut suggérée par un fait de difformité congénitale, qui fut présenté à la Société de chirurgie, et à laquelle il donna le nom de bec de grenouille. Ce vice de conformation consistait en une division transversale des joues depuis les commissures jusqu'aux masséters, et permettait, quand le malade ouvrait la bouche, de voir et d'explorer avec la plus grande facilité tout l'intérieur de sa cavité. Plus tard, en 1860, Rizzoli, de Bologne, eut recours au même procédé (3).

3° *Opérations sur le maxillaire inférieur.* — Tantôt l'opération consiste dans la division simple du maxillaire inférieur ; tantôt elle consiste en la résection temporaire de cet os.

A. *Division simple du maxillaire inférieur.* — Ce fut Roux (4) qui, le premier, en 1836, imagina et mit à exécution ce procédé. Depuis lors, il a été employé un grand nombre de fois, d'abord par Sédillot, en 1844 (5), puis par

(1) Capmas (Yon). Des opérations préliminaires destinées à faciliter l'extirpation des tumeurs de la langue et du plancher de la bouche. Thèse de Paris, 1866, n° 217.

(2) Maisonneuve. Extirpatiou des tumeurs qui occupent le corps de la langue, in Clinique chirurgicale, t. II.

(3) Rizzoli. Cancro della meta destra della lingua demolito con un nuovo processo operatorio. Bologne, 1861, 2e mémoire.

(4) Roux. Journal des connaissances méd. chir, 1836.

(5) Sédillot. Sur l'application d'un nouveau procédé opératoire pour l'ablation d'une partie de la base de la langue. In Comptes rendus de l'Acad. des sc., t. XVIII, p. 302, 1844.

Huguier, Nélaton, Richet, Maisonneuve, Goyrand, Rizzoli, Tillaux, etc. (1). La section peut être faite verticalement, ou bien en forme de < horizontal, comme l'a imaginé Sédillot, dans le but d'obtenir un affrontement plus exact des fragments osseux.

B. *Résection temporaire du maxillaire inférieur.* — Billroth (2), le premier, a pratiqué, en 1861, deux résections temporaires du maxillaire inférieur pour extirper des cancers de la bouche et de l'isthme du gosier. Bœckel (3) imita son exemple en 1863. Depuis lors, ce procédé ne semble pas avoir été employé.

4° *Extirpation par la région sous-maxillaire.* — Cette méthode diffère de la première que nous avons citée en ce qu'ici on ne fait plus une incision à la région sus-hyoïdienne dans le but de passer une ligature, mais bien pour pratiquer l'extirpation de la tumeur par la voie préliminaire ainsi créée. L'auteur de ce procédé est Regnoli, de Pise, qui l'a imaginé en 1838 (4). Il fit une incision verticale allant de la symphyse du menton à l'os hyoïde, puis une autre incision transversale, s'étendant parallèlement au bord inférieur du maxillaire, d'un masséter à l'autre. Ces deux incisions représentent la forme d'un T. Les lambeaux furent disséqués, les attaches musculaires et la muqueuse buccale furent incisées, et la langue, attirée dans l'ouverture artificielle ainsi créée, fut extirpée dans

(1) Voir les observations dans la thèse de Capmas, déjà citée.

(2) Billroth. Arch. de chir. de Langenbeck, 1862, et traduction française du Traité des résections de Heyfelder, par Bœckel.

(3) Bœckel. Gazette hebdomadaire, mai 1863.

(4) Regnoli. Nuovo methodo per l'estirpazione della lingua, Pisa, 1838, et Gaz. méd. de Paris, 1838.

l'étendue nécessaire. On ne fit point la suture des lambeaux pour permettre l'écoulement du pus ; néanmoins, au bout de six semaines, la cicatrisation était parfaite.

L'exemple de Regnoli fut imité dans un cas par un autre chirurgien italien, M. Giamattei (1).

Enfin Billroth, mécontent des divers procédés auxquels il avait eu recours jusque-là, imagina de s'ouvrir une voie par la région sus-hyoïdienne, en s'éloignant peu de la marche suivie par les deux auteurs précédents. Voici ce procédé, tel qu'il est décrit par son auteur (2) :

Le malade endormi, on fait une incision en fer-à-cheval, dont la partie moyenne, de 5 à 6 centimètres, longe le bord de la mâchoire, et dont les branches sont longues de 3 centimètres chacune. On s'attaque alors au périoste qu'on détache de la face interne du maxillaire, et on sectionne les muscles géni. On ouvre la cavité buccale ; on enlève ou on épargne la glande sous-maxillaire ; on évite surtout de couper les muscles stylo-glosse et hyo-glosse, autant que faire se peut. On cherche les artères linguales vers la grande corne de l'os hyoïde et on les lie ; on attire la langue par la plaie et on la coupe faisceau par faisceau. On recherche s'il existe des ganglions malades pour les extirper ; on lie les vaisseaux qui saignent, on suture en avant, à la plaie du plancher buccal, la muqueuse du moignon, et on réunit la partie moyenne seulement de l'incision cutanée.

Opérations préliminaires applicables à l'extirpation des tumeurs de la face interne des joues et de l'amygdale. — La

(1) Giamattei. Obs. relatée dans le tome XII de la Revue médico-chirurgicale.

(2) Billroth. Archiv für Klin. Chirurgie, vol. XVI, 1er fascic., p. 1, 1874.

langue et le plancher de la bouche ne sont pas les seuls points dont les néoplasmes nécessitent des opérations préliminaires. Celles-ci peuvent encore trouver leur application dans les cas de tumeurs des joues et de la paroi postérieure de la cavité buccale.

Pour les tumeurs de la face profonde des joues, la meilleure voie à suivre est l'incision génienne que nous avons vue déjà appliquée par Maisonneuve à l'extirpation des tumeurs de la langue.

Quant aux néoplasmes de l'amygdale, Velpeau a eu recours une fois en 1836, pour l'extirpation d'un cancer de cet organe, à une ligature d'attente passée sous la carotide primitive (1). Le malade, homme de la campagne, âgé de 68 ans, souffrait de l'amygdale gauche depuis deux ans ; la tumeur saignante, déjà ulcérée, remplissait presque complétement le pharynx, occupait une partie des fosses nasales, et refoulait le voile du palais en avant ; la suffocation était imminente. « Ayant découvert la carotide primitive et passé un fil au-dessous comme ligature d'attente, dit Velpeau, j'accrochai la tumeur profondément avec une érigne double, et l'attirai fortement en avant vers la ligne médiane. Un petit couteau courbe sur le plat, à manche fixe, me servit ensuite à fendre le côté gauche du voile du palais, et à déraciner toute la tumeur de bas en haut et de dedans en dehors. »

La ligature d'attente devenant inutile fut enlevée le lendemain ; il n'y eut pas d'hémorrhagie secondaire ; mais la mort survint par septicémie le dix-septième jour. — L'autopsie démontra que l'ablation était complète.

Dans un cas, Blandin fit une incision le long du bord

(1) Velpeau. Nouveaux éléments de médecine opératoire, t. III, p. 568, 2e édit., 1839.

interne du sterno-mastoïdien, à la hauteur de l'os hyoïde. Les vaisseaux carotidiens furent mis à nu et écartés par les doigts d'un aide qui les maintint éloignés de la région amygdalienne. Des ligatures introduites par la bouche embrassèrent l'organe de tous côtés ; les extrémités des fils, ramenées au dehors par l'incision cervicale, furent fixées dans des serre-nœuds. Le malade guérit sans accidents. Mais il s'agissait sans doute ici d'une erreur de diagnostic, car bientôt le mal se reproduisit et le malade entra à Bicètre où M. Maisonneuve le guérit par l'usage de l'iodure de potassium (1).

En 1862, Demarquay, ayant à extirper un cancer occupant l'amygdale droite, la muqueuse des piliers antérieur et postérieur du voile du palais, et s'avançant en bas jusque sur la base de la langue, eut recours à l'opération préliminaire imaginée par Blandin. Il fit le long du sterno-mastoïdien une incision dans laquelle il introduisit un doigt de façon à protéger les vaisseaux et les organes importants qui sont au contact de l'amygdale, pendant que l'écraseur, introduit par la bouche, pédiculisait et sectionnait la tumeur. Il fallut aussi pratiquer des incisions libératrices à la base de la langue et sur le voile du palais. L'opération eut un plein succès, l'incision se cicatrisa par première intention, et quinze jours après, le malade rentrait chez lui (2).

Enfin, dans ces dernières années, M. Cheever (de Boston) a eu l'idée d'enlever les tumeurs de l'amygdale par une dissection externe. Il pratique une première incision parallèlement au sterno-mastoïdien, en arrière de l'angle de la mâchoire, et une seconde incision le long du bord in-

(1) Union médicale du 25 mars 1848.
(2) Bulletins de la Société de chirurgie, 1862.

férieur du maxillaire, venant rejoindre la première. Il met largement à nu la face externe de l'amygdale qui se laisse facilement énucléer avec le doigt (1).

Opérations préliminaires applicables à l'extraction de la dent de sagesse. — Aux opérations préliminaires qui se pratiquent sur la cavité buccale, nous devons en ajouter une à laquelle a eu dernièrement recours M. le Dr Magitot.

Dans un cas d'avulsion très-difficile de la dent de sagesse, il a pratiqué l'ablation temporaire de la deuxième molaire. Grâce à ce moyen, l'extraction de la dent de sagesse put être faite, et la deuxième molaire, remise en place au bout de deux heures, ne tarda pas à reprendre sa solidité. Aussi M. Magitot conseille-t-il de généraliser l'emploi de ce procédé dans les cas analogues (2).

Opérations préliminaires pour l'ablation des tumeurs de l'orbite. — Après les cavités buccale et des fosses nasales, l'orbite nous offre des tumeurs à propos desquelles nous devons nous demander quel est le meilleur moyen de les mettre à découvert et de les extirper. Ici, comme pour les tumeurs profondes de la joue, nos livres de médecine opératoire nous fournissent peu de renseignements. Le seul auteur qui ait traité cette question avec quelques développements est Velpeau (3).

« Pour toutes les tumeurs mobiles peu profondes, qui se voient dans la rainure oculo-palpébrale, ou qui ne semblent guère pénétrer au delà, qui paraissent susceptibles

(1) Boston med. and surgical Journal, 1871, vol. I.

(2) Magitot. Contribution à l'étude des accidents de l'éruption de la dent de sagesse inférieure. In Gazette hebdomadaire, 3 janvier 1879.

(3) Voyez Velpeau. Méd. opér., t. III, p. 373, et art. Orbite in Dict. en 30 vol., t. XXII, p. 315.

de se laisser entraîner quand on tire dessus, il est inutile, dit Velpeau, d'altérer la continuité des paupières. Pendant que ces replis sont écartés par un aide, le chirurgien accroche la tumeur avec une érigne ; il divise ensuite la conjonctive au-dessus et au-dessous, dans toute l'étendue nécessaire ; puis, tirant à lui la tumeur, il la détache insensiblement, et par la dissection et par la déchirure des tissus. Certaines tumeurs graisseuses, quelques stéatomes, quelques kystes mélicériques, peuvent être enlevés de la sorte. »

Dans les cas où la tumeur n'est pas accessible par la conjonctive, il existe trois voies pour arriver jusqu'à elle et en pratiquer l'ablation :

A. Procédé d'Acrel. — On divise toute l'épaisseur des paupières dans le sens naturel de leur courbure, près de leur racine, et sur le point correspondant à la partie la plus saillante du mal. Un aide écarte les lèvres de la plaie. Avec un bistouri étroit, dirigé par l'indicateur de l'une des mains, le chirurgien isole la tumeur de l'orbite, la saisit avec une érigne, en dissèque la face interne pour la séparer de l'œil, soit avec le doigt, soit avec l'instrument tranchant, et tâche de la ramener de son sommet vers sa base.

B. Procédé de Velpeau. — Il consiste à prolonger la commissure externe vers la tempe, de manière à pouvoir renverser les paupières. Cela étant fait, le chirurgien sépare la tumeur de la cavité osseuse qui la renferme, en divisant le tissu cellulaire de sa face externe ; s'il était nécessaire, on pourrait la circonscrire aussi par une incision conjonctivale en demi-lune du côté de la cornée. « Divers essais m'ont démontré, dit Velpeau, qu'en agissant ainsi, on met facilement à découvert les deux tiers externes de la circonférence orbitaire. »

C. Procédé de Halpin. — On attire fortement en bas la paupière supérieure de manière à amener la moitié externe du sourcil au-dessous de l'arcade orbitaire, et on la fait maintenir ainsi par un aide. On porte alors le bistouri sur la peau du sourcil préalablement rasée, et l'on pratique une incision courbe à convexité supérieure, commençant à 12 ou 13 millimètres au-dessus de la commissure externe. Après avoir dégagé la tumeur autant que possible, on l'attire à soi avec une érigne ou après l'avoir embrassée dans une ligature.

Opérations préliminaires applicables aux néoplasmes et aux corps étrangers de l'oreille. — Pour terminer l'énumération des opérations préliminaires applicables aux diverses cavités de la face, nous devons dire un mot de celles qui portent sur l'organe de l'ouïe.

En 1835, Velpeau (1), enlevant un polype de l'oreille sur un paysan âgé de 27 ans, fut obligé de fendre transversalement le pavillon de l'oreille en arrière. Puis, à l'aide d'un petit couteau courbe sur le plat, il chercha à détacher la tumeur de la caisse. Il vit alors que le fongus n'avait pas de limites arrêtées dans l'oreille, et qu'il repullulerait. Velpeau se demande si le point de départ du mal n'était pas dans la dure-mère. Mais le malade ayant survécu, il ne put être fixé à cet égard.

Pendant le cours de l'année 1877, j'eus l'occasion d'aider mon excellent maître M. Verneuil, dans l'ablation

(1) Velpeau. Nouveaux éléments de médecine opératoire, t. III, p. 629.

d'un petit épithélioma du pavillon de l'oreille. Le malade était un vieillard robuste, chez lequel l'état général n'avait pas souffert de la maladie locale et qui ne présentait aucune trace d'engorgement ganglionnaire.

Toutes ces raisons rendaient bien désirable une extirpation complète de la tumeur. Mais la situation du mal gênait singulièrement la dissection et faisait craindre qu'on ne pût arriver à détruire sa limite profonde. L'épithélioma en effet, siégeant du côté droit, occupait la partie supérieure de la conque et s'étendait à l'entrée du conduit auditif externe.

M. Verneuil eut recours au débridement préliminaire du lobule de l'oreille. Ce débridement fait au thermocautère divisa le lobule dans sa partie antérieure depuis l'intervalle existant entre le tragus et l'anti-tragus jusqu'à son bord libre. Dès lors, la conque put être dépliée et portée en arrière avec le lobule lui-même, en mettant bien à nu toute la tumeur qui put être enlevée très-complétement et sans difficulté.

Le principe des opérations préliminaires a été aussi appliqué, dès longtemps, à l'extraction des corps étrangers du conduit auditif. Dans les cas difficiles, Paul d'Egine faisait une incision en demi-lune derrière la conque, afin de pénétrer au fond du conduit en ouvrant le cartilage de dehors en dedans, et de pouvoir repousser le corps étranger de dedans en dehors avec un instrument approprié. « Encore proposée par Dionis, Verduc, cette opération, dit Velpeau, est maintenant totalement abandonnée. Peut-être cependant ne serait-elle pas à rejeter en entier lorsque le danger presse, et que tous les autres moyens ont été infructueux (1). »

(1) Velpeau. Loc. cit., t. III, p. 625.

A. Bérard (1) rejette absolument cette pratique, et il se fonde sur ce que l'incision préalable du cartilage ne saurait nullement faire éviter l'obliquité du canal. On peut toujours, suivant lui, redresser le cartilage et l'entrée du méat auditif et l'on ne saurait, par aucun moyen, redresser la portion osseuse. C'est donc un procédé inutile.

A une époque beaucoup plus rapprochée de nous, nous trouvons ce moyen cité par Sédillot (2) qui l'a employé sur un enfant qui s'était enfoncé un bout de crayon de mine de plomb dans l'oreille. Bien qu'il ait réussi dans ce cas, ce chirurgien n'a pas trouvé que le décollement de la conque eût rendu l'opération plus facile.

Enfin M. Simon Duplay mentionne aussi le procédé de Paul d'Egine ; mais il lui préfère celui de Troltsch qui consiste à pénétrer dans le conduit auditif, non en arrière, mais en haut, où il est très-facile, surtout chez les enfants, de détacher le conduit auditif de la portion écailleuse du temporal. « Quoique n'ayant jamais eu, dit-il, l'occasion de pratiquer cette opération, je serais tout disposé à l'accepter en principe (3). »

II. RÉGION DU COU.

Quittant la face, nous arrivons à la région du cou, où les conduits laryngo-trachéal et œsophagien nécessitent par la présence de néoplasmes ou de corps étrangers, d'importantes opérations préliminaires,

(1) A. Bérard. Art. Oreille, Dict. en 30 vol., t. XXII, p. 361.

(2) Sédillot et Legouest. Traité de médecine opératoire, t. II, p. 234, 4e édit., 1870.

(3) Follin et Duplay. Traité élémentaire de pathologie externe, t. IV, p. 43.

A. — *Opérations préliminaires dans le cas de néoplasmes ou de corps étrangers du conduit laryngo-trachéal.* Parmi les opérations préliminaires portant sur le tube laryngo-trachéal, les premières en date sont celles qui se pratiquent dans le but de permettre l'extraction des corps étrangers du larynx. Nous ne pouvons, on le comprend, entrer ici dans l'historique de cette question (1). Nous nous contenterons d'indiquer les divers procédés opératoires qui ont été employés. Il sont au nombre de trois : la trachéotomie, la laryngotomie, et enfin la laryngo-trachéotomie, résultant de la combinaison des deux précédentes.

La laryngotomie elle-même peut être pratiquée en trois points différents : 1° entre l'os hyoïde et le cartilage thyroïde, laryngotomie sous-hyoïdienne, proposée par M. Vidal (de Cassis) pour ouvrir les abcès de la glotte, et par Malgaigne, pour l'extraction des corps étrangers.

2° Sur la ligne médiane du cartilage thyroïde, laryngotomie thyroïdienne. Repoussée par Desault, elle a été mise en pratique par Pelletan, par Brauens (de Louvain), en 1833, pour des tumeurs verruqueuses, par Busch, par Blandin, par Ehrmann de Strasbourg (en 1844), et par Kœberlé, en 1856, pour enlever des tumeurs du larynx; puis Rauchfuss (de Saint-Pétersbourg), Lefort en 1867, et Dolbeau en 1868, y ont eu recours pour un rétrécissement complet du larynx (2).

Eugène Bœckel (de Strasbourg) en a étendu l'application aux cancroïdes du larynx (3).

(1) On trouvera cet historique à l'article Corps étrangers du larynx, de M. le professeur Guyon. Dict. encycl., t. I, 2e série, p. 725.

(2) Voyez Lefort, in Manuel de méd. opér. de Malgaigne, t. II, p. 290, 8e édit., 1877.

(3) Bœckel. De la laryngotomie thyroïdienne et de ses indications. Mémoires de la Société de chirurgie, t. VI, p. 560, 1868.

3° Entre le cartilage cricoïde et le thyroïde, au niveau de la membrane crico-thyroïdienne, laryngotomie crico-thyroïdienne, proposée par Vicq d'Azir en 1776.

Quant à la laryngo-trachéotomie, elle a été imaginée et exécutée pour la première fois par Boyer, le 25 janvier 1820. « Il y a plus de quinze ans, dit l'auteur, que j'enseigne et que je décris dans mes cours les avantages de la laryngo-trachéotomie, sur les autres opérations que rend nécessaires l'extraction des corps étrangers engagés dans les voies aériennes. Je n'avais point eu l'occasion de la pratiquer. Cette occasion s'est offerte. »

Suit le récit très-intéressant de l'observation (1).

Les opérations que nous venons d'indiquer, après avoir été employées pour l'extraction des corps étrangers des voies aériennes, ont été appliquées à l'enlèvement des polypes et cancers du larynx. Ces deux ordres d'indications sont inséparables l'un de l'autre et nous en avons déjà fait mention.

Mais, outre ces cas, la trachéotomie a été encore employée, non plus pour permettre l'ablation d'un corps étranger ou d'un produit morbide, mais pour faciliter l'exécution d'une opération fondamentale portant soit sur les voies respiratoires elles-mêmes, larynx, fosses nasales, soit sur la cavité buccale. Dans ces faits, il est vrai, la trachéotomie n'est plus, à proprement parler, une opération préliminaire ; elle n'a pas pour but de rendre possible l'accomplissement de l'acte fondamental, mais seulement de l'aider; elle rentre dans la classe des opérations adjuvantes. Toutefois cette dernière application est trop intimement liée à notre sujet pour que nous la passions com-

(1) Boyer. Traité des maladies chirurgicales, t. VII, p. 134, 3e édit., 1824.

plétement sous silence ; nous devrons donc en dire quelques mots.

La trachéotomie a pu intervenir comme opération adjuvante dans les différents procédés de laryngotomie pour l'extirpation des tumeurs du larynx. Elle a été également pratiquée dans les cas d'ablation de polypes du larynx par les voies naturelles, quand on avait à craindre le spasme de la glotte ; enfin, elle a été mise en œuvre dans l'extirpation du larynx (1).

Nusbaum, professeur à Munich, proposa le premier la trachéotomie dans les résections des maxillaires supérieur et inférieur (2). Il l'appliqua d'abord dans un cas de résection de la mâchoire supérieure, en 1871. Depuis lors, elle a été employée plusieurs fois en Allemagne, soit pour des résections de la mâchoire, soit pour l'extirpation de polypes naso-pharyngiens. Trendelenburg a même imaginé une canule spéciale permettant la chloroformisation et l'oblitération des voies aériennes au-dessus du point où a été faite la trachéotomie.

B. — *Opérations préliminaires dans les cas de corps étrangers de l'œsophage.* — Dans les cas où le corps étranger ne peut ni être extrait par les voies naturelles, ni être enfoncé sans danger dans l'estomac, l'œsophagotomie externe, c'est-à-dire l'ouverture préalable de l'œsophage par la région cervicale, se présente au chirurgien comme dernière ressource. L'incision des parties molles du cou et des parois œsophagiennes constitue ici l'opération préliminaire.

(1) Voyez Redon. Etude sur la bronchotomie préliminaire. Thèse de doctorat, Paris, 1878.

(2) Bayer. Arztl. intell. Bl., 1869, no 47.

III. *Région thoracique.*

A la région thoracique, l'extirpation des tumeurs, l'extraction des corps étrangers, ne donnent lieu à aucune opération préliminaire importante. Ce sont, en effet, les parois du thorax qui sont seules intéressées ; on ne pénètre pas dans sa cavité, sauf dans le cas de corps étrangers de la plèvre. Encore les auteurs sont-ils très-divisés sur ce dernier point, les uns conseillant l'abstention (Percy, Nélaton), les autres, comme Legouest, conseillant l'extraction même à l'aide de débridements et de contre-ouvertures. Citons, à ce propos, un fait intéressant que nous trouvons rapporté dans la thèse de Peyrot (1). Dans la discussion sur l'empyème qui eut lieu à l'Académie de médecine en 1836, Larrey raconta que, dans l'île des Amis, lorsqu'un guerrier a reçu des flèches dans la poitrine, les naturels ne craignent pas d'ouvrir largement la cavité pleurale, et d'aller avec les doigts chercher les fragments de flèches pour en pratiquer l'extraction. Reste à savoir quel est le résultat habituel de cette pleurotomie préliminaire.

Le même chirurgien rapporte le cas d'une balle pesant dix gros, qui avait traversé le thorax entre la huitième et la neuvième côte. Il ne put l'extraire qu'après avoir échancré, au moyen d'un bistouri à extrémité mousse, toute l'épaisseur de la côte inférieure jusqu'à deux lignes au-dessus de son bord artériel, si bien que, dans une inflexion brusque du tronc, le malade brisa les restes de cet os, se blessa l'artère intercostale, et fit naître une hémorrhagie qu'on ne parvint qu'avec peine à arrêter (2).

(1) Peyrot. Loco citato, p. 83.

(2) Larrey. Histoire de la chirurgie militaire, t. IV, p. 259.

IV. *Région abdominale.*

C'est l'abdomen qui, avec la face, nous offre les plus nombreuses et les plus importantes des opérations préliminaires. Celles qui se rapportent à l'exérèse sont de deux ordres, suivant qu'elles se pratiquent sur le tube digestif, ou sur les organes génito-urinaires.

A. — *Opérations préliminaires dans les cas de corps étrangers du tube gastro-intestinal.* — Depuis longtemps, les chirurgiens ont eu recours à la gastrotomie pour extraire les corps étrangers de l'estomac (1). Nous rappelons à ce sujet l'observation de l'homme à la fourchette qui a fait tant de bruit dans ces dernières années. Pour les corps étrangers du rectum, si l'extraction par les voies naturelles ne réussit pas, on peut avoir recours à plusieurs opérations préliminaires. La première de toutes, c'est la dilatation forcée du sphincter anal. Dans le cas où ce procédé resterait insuffisant, on pratiquerait la section du sphincter, voire même la rectotomie verticale linéaire accompagnée de la résection du coccyx ; enfin, si le corps étranger était situé trop haut pour qu'on pût l'amener au dehors par l'anus, on en viendrait à la laparo-entérotomie, faite à l'aide d'une incision des parois abdominales sur la ligne médiane (1).

B. — *Opérations préliminaires dans les cas de néoplasmes et de corps étrangers des organes génito-urinaires.* —

(1) Voyez Velpeau, Méd. opér., t. III, p. 234.

(2) Voyez Camille Gérard. Des corps étrangers du rectum, leurs migrations dans l'intestin et leur histoire. Thèse de doctorat. Paris, 1878.

Si les corps étrangers du tube digestif que le chirurgien doit extraire viennent le plus ordinairement du dehors, ceux des organes génito-urinaires se forment le plus souvent dans l'intérieur même de l'organisme, et constituent les calculs urinaires. Ces derniers peuvent être combattus directement par la lithotritie, ou bien ils ne le sont qu'à l'aide d'une opération préliminaire qui consistera dans l'un des nombreux procédés de taille mis en pratique, soit chez l'homme, soit chez la femme. Dans les méthodes préliminaires doit rentrer la lithotritie périnéale préconisée dans ces dernières années par Dolbeau. Le broiement de la pierre, en effet, ne suffit pas à caractériser cette méthode et à la faire comparer à la lithotritie pratiquée par les voies naturelles. Dans maintes opérations de taille, le volume du calcul nécessite sa fragmentation, et on ne dit pas pour cela qu'on a eu recours à la lithotritie. Ce qu'il y a de vraiment spécial dans la méthode, c'est la dilatation du col vésical substituée à son incision ; c'est par là que la lithotritie périnéale se différencie de la taille ; mais, dans l'une comme dans l'autre, le chirurgien n'arrive à son but, l'extraction du calcul, qu'après s'être ouvert une voie préalable à travers l'épaisseur du périnée.

Jusqu'ici nous avons eu spécialement en vue les calculs urinaires, mais les mêmes opérations préliminaires sont applicables aux corps étrangers venus du dehors et même à certaines tumeurs développées dans la cavité vésicale elle-même.

La rareté de ces derniers faits nous engage à rapporter ici deux cas d'ablation de myome de la vessie publiés dans les archives de Langenbeck.

Observation III.

Extirpation d'un myome de la vessie par la taille périnéale et hypogastrique combinées ; guérison, par Gussenbauer (1).

Un garçon de 12 ans fut envoyé à Billroth, qui reconnut par le palper hypogastrique, le toucher rectal et le cathétérisme combinés, l'existence d'une tumeur développée aux dépens de la paroi postérieure de la vessie, mais indépendante du rectum.

Pour l'enlever, il pratiqua d'abord la taille latérale, et, introduisant son doigt dans la vessie, il se convainquit de l'exactitude de son diagnostic et de l'impossibilité d'extirper la tumeur par cette voie. Il procéda alors à la taille hypogastrique, agrandit transversalement son incision en coupant les muscles droits, et arracha avec le doigt introduit par cette voie la majeure partie de la production, après s'être convaincu de l'impossibilité de saisir son pédicule avec une chaîne d'écraseur. Enfin il excisa ce qui restait du pédicule, et lia les vaisseaux. Le péritoine n'avait pas été intéressé. Le malade guérit très-rapidement, sans accidents, grâce à la précaution d'introduire très-haut dans la vessie, à travers la plaie périnéale, un tube à drainage.

L'auteur de cette observation la présente comme l'unique exemple de myome vésical. Mais, l'année suivante, nous trouvons dans le même recueil un second fait du même genre.

Observation IV.

Extirpation d'un myome pédiculé de la vessie, gros comme un citron, par Richard Volkmann (2).

Il s'agit d'un homme de 54 ans, souffrant de dysurie et d'hématurie. La sonde introduite dans la vessie ne donne pas de sensation anormale, mais ramène des débris charnus. Le toucher rectal combiné au palper hypogastrique fait reconnaître une tumeur volumi-

(1) Archiv für Klin. Chirurgie, vol. XVIII, 2e fasc., p. 411, 1876.

(2) Langenbeck's Archiv für Klin. Chirurgie, vol. XIX, 4e fascicule, p. 682, 1877.

neuse, occupant la partie supérieure de la vessie, et très-mobile. Se fondant sur ces caractères et sur l'examen anatomique des lambeaux évacués par l'urèthre, Volkmann pose le diagnostice : myome pédi culé de la vessie.

Une incision médiane est faite au périnée suivant le raphé. On incise largement la région musculeuse, et le doigt, dilatant la prostate, est introduit jusque dans la vessie. Il est impossible d'atteindre par cette voie le pédicule, et l'on pratique la taille hypogastrique. La tumeur se présente aux lèvres de l'incision; le doigt introduit dans le rectum la refoule en avant; on la saisit avec des pinces de Museux, et on l'enlève par des tractions assez violentes, après avoir déchiré avec le doigt et l'ongle le pédicule que l'on peut reconnaître facilement par cette voie.—Un drain est introduit dans la plaie périnéale; pansement de Lister sur l'abdomen. Mort dans le collapsus au bout de trois jours.

La tumeur, très-peu vasculaire, était un vrai myome.

Les divers procédés de taille ne sont pas les seules opérations préliminaires applicables à l'extraction des calculs. Chez la femme, les conditions anatomiques permettent de recourir, soit à l'incision, soit à la dilatation de l'urèthre. Ce dernier moyen a même pu réussir exceptionnellement chez l'homme, témoin le fait de Pamard, qui arriva de la sorte à se débarrasser d'un calcul de 19 millimètres de long et du poids de 1 gramme (1). Quant au débridement du méat chez l'homme, il peut intervenir comme opération préliminaire, soit dans la taille, soit dans la lithotritie pour permettre le passage des instruments.

Enfin, quand les calculs siégent, non plus dans la vessie, mais dans l'urèthre, leur extraction peut nécessiter l'uréthrotomie.

Si c'est chez l'homme surtout que nous rencontrons les exemples d'opérations préliminaires dans les cas d'extraction de corps étrangers, c'est le sexe féminin qui va nous offrir les applications les plus importantes des opérations

(1) Voyez Malgaigne, Méd. opér., 8e édit., t. II, p. 593.

de ce genre pour les cas de néoplasmes des organes génitaux.

C'est d'abord la gastrotomie appliquée à l'extirpation des tumeurs de l'ovaire, puis les divers moyens préliminaires auxquels on a eu recours pour l'ablation des corps fibreux de l'utérus.

Dans le but de faciliter cette opération, on a employé trois ordres de moyens, les uns portant sur l'utérus lui-même : ce sont l'abaissement de l'organe, la dilatation ou le débridement du col utérin ; d'autres portent sur la vulve et consistent dans des débridements de cet orifice, dans les cas où le polype était trop volumineux pour le franchir (Dupuytren). Enfin, dans ces dernières années, on est allé beaucoup plus loin, et l'on a appliqué la gastrotomie à l'ablation des corps fibreux de l'utérus (1).

V. *Régions des membres.*

Les opérations préliminaires ne trouvent que peu d'applications importantes dans l'extirpation des tumeurs des membres ou l'extraction des corps étrangers de ces régions. A part les incisions de la peau, les débridements, les contre-ouvertures, les dissections plus ou moins longues, nous n'avons à signaler que les ligatures préalables des artères dans le cas où l'on craindrait une hémorrhagie; encore sont-elles tout à fait exceptionnelles. Nous devons citer aussi la résection, la trépanation préliminaires des os dans les ablations de séquestres.

Il est enfin un groupe fort intéressant d'opérations préliminaires qui se pratiquent sur les membres : ce sont

(1) Voyez Pozzi. De la valeur de l'hystérotomie dans le traitement des tumeurs fibreuses de l'utérus. Thèse d'agrég. Paris, 1875.

celles qui ont pour but de permettre l'extraction des corps étrangers intra-articulaires, et qui ont pour caractère de rentrer dans la grande classe des opérations par la méthode sous-cutanée.

IV.

OPÉRATIONS PAR PROTHÈSE.

Aux difformités par *exérèse* ou par perte de substance, la chirurgie oppose les opérations anaplastiques par prothèse, c'est-à-dire par apport de parties nouvelles. Ces parties elles-mêmes peuvent être empruntées au sujet à opérer, ou bien à un organisme étranger; dans d'autres cas, elles sont fabriquées artificiellement. De là, trois grandes méthodes : 1° l'*autoplastie.* dans laquelle l'emprunt est fait au sujet même ; 2° l'*hétéroplastie*, qui emprunte la substance à un organisme étranger; 3° la *prothèse*, proprement dite, qui remplace les parties perdues par des pièces artificielles construites avec des matériaux inorganiques (1).

Aucune des opérations autoplastiques n'est simple. Elles se composent toujours de plusieurs actes successifs, tels que la formation des lambeaux, l'avivement des bords de la perte de substance à combler, la suture. Sans doute, chacun de ces actes a une signification différente. L'excision, l'avivement, l'incision simple de parties anormalement réunies, constituent, suivant les cas, l'acte préliminaire ou préparatoire. L'emprunt, le transport, la fixation des lambeaux, voilà les actes fondamentaux. Enfin, sous le nom d'actes complémentaires, on peut étudier : 1° le

(1) Voyez à ce sujet Verneuil, art. Anaplastie et autoplastie du Dict. encl., reproduits dans sa Chirurgie réparatrice, p. 3 et 70.

traitement de la plaie d'emprunt; 2° les pansements appliqués à l'organe restauré; 3° les moyens d'assurer la réunion du lambeau; 4° les moyens propres à éviter les difformités consécutives; 5° les moyens de corriger ces difformités lorsqu'elles se sont produites (1).

Ainsi donc, l'autoplastie, comme les autres groupes d'opérations que nous avons précédemment étudiés, a ses temps préparatoires,

De même, la prothèse artificielle ou prothèse proprement dite nécessite parfois certaines opérations préliminaires, telles que les incisions, les perforations destinées à permettre l'usage de certains appareils. Mais ces opérations sont trop peu nombreuses et trop peu importantes pour que nous nous en occupions ici.

V.

OPÉRATIONS PAR ANATAXIE.

Anataxie (ἀνά, τάξις). — Ce mot a été créé par M. Verneuil « pour désigner celle des cinq grandes méthodes anaplastiques qui a pour but de remettre à leur place naturelle les organes qui l'ont abandonnée » (2).

Dans les opérations de ce genre, le chirurgien se propose de remettre en place les organes ou segments d'organes qui ont perdu leur situation et leurs rapports normaux. A ce groupe se rapportent la réduction des fractures et des luxations, celle des hernies, des invaginations ou prolapsus. Parfois le but est atteint directement, mais il n'en est pas toujours ainsi et nous aurons à citer

(1) Voyez Verneuil. Art. Autoplastie, déjà cité.
(2) Verneuil. Art. Anataxie du Dict. encycl., t. IV, 1re série, p. 189.

un certain nombre d'opérations préliminaires appartenant à cette méthode.

A. *Opérations préliminaires à la réduction des fractures.*— Dans quelques cas, la position, l'anesthésie, seront des moyens adjuvants ou préparatoires auxquels le chirurgien aura recours avec succès pour obtenir la réduction des fractures. Mais on a été plus loin, et l'on a parfois exécuté de véritables opérations préliminaires.

« Lorsqu'une esquille se place entre les fragments et empêche la réduction, dit Malgaigne (1), on pourrait, si l'esquille était superficielle, appliquer le hardi précepte de Lanfranc, inciser et extraire l'esquille. »

D'autres fois, l'obstacle à la réduction ne vient plus des os, mais des parties molles. Dans un cas de ce genre, Laugier introduisit à deux reprises différentes un ténotome pour sectionner les parties molles qui s'opposaient à la réduction ; mais, malgré la division des chairs, la réduction ne put être obtenue. Le résultat de cette intervention fut malheureux, un abcès se forma dans le foyer de la fracture et le malade succomba à l'infection purulente (2).

Une opération du même genre a été pratiquée dans le but de détruire l'obstacle à la réduction venant de la contraction musculaire. Nous voulons parler de la section du tendon d'Achille.

En 1840, M. P. Meynier, et après lui Laugier, ont fait la section du tendon d'Achille pour des fractures de jambe. A. Béraud a pratiqué trois fois la même opération pour des fractures de la malléole externe ; une autre fois, il a coupé le tendon d'Achille et ceux des péroniers latéraux.

(1) Traité des fractures et des luxations, t. I, p. 193.
(2) Laugier. Bulletin chirurg., t. II, p. 253.

Des 6 opérés, 3 sont morts. « Nous pensons donc, dit Malgaigne (1), que c'est là une ressource extrême qui ne doit être admise qu'avec une grande réserve et après avoir épuisé tous les autres moyens. »

Comme Malgaigne, M. le professeur Richet rejette, dans ces cas, la section préalable du tendon d'Achille. M. Gosselin, dans ses Cliniques, se montre au contraire porté à l'admettre, mais il n'a aucun fait personnel pour soutenir son opinion (2).

B. *Opérations préliminaires à la réduction des luxations.*— Comme pour les fractures et, dans des cas beaucoup plus fréquents, l'anesthésie constitue un moyen préliminaire important pour la réduction des luxations. Son application est surtout utile dans les luxations récentes. Quant aux luxations anciennes, on a conseillé, pour faciliter leur réduction, la mobilisation préalable de l'articulation dans le but de détruire les brides fibreuses et les adhérences qui se sont produites à la suite du déplacement. Déjà indiquée par Hippocrate, A. Paré, cette mobilisation préparatoire de l'articulation a été également conseillée par Desault et par Bonnet (de Lyon). Malgaigne dit aussi y avoir eu recours. M. le professeur Richet la met habituellement en pratique (3).

A côté de ces moyens préparatoires, nous devons citer de véritables opérations préliminaires employées dans la réduction des luxations.

(1) Malgaigne. Loco citato, t. I, p. 194.

(2) Gosselin. Clinique chirurgicale de l'hôpital de la Charité, tome I, p. 260.

(3) Voyez à ce sujet la thèse d'un de ses élèves, M. le Dr Loillier : Considérations sur trois cas d'anciennes luxations traumatiques réduites. Thèse de doct., Paris, 1873.

Nous les trouvons énumérées dans Malgaigne (1). Elles consistent dans des sections portant sur des brides fibreuses, sur des muscles, sur des tendons et des ligaments. Elles ont été employées dans diverses luxations du coude, de l'épaule, de la rotule. Mais c'est surtout à l'occasion des luxations du pouce qu'elles ont été mises en œuvre. Malgaigne avait proposé, dans ces luxations, de diviser la portion externe de la boutonnière musculaire qui étrangle le premier métacarpien. Vidal (de Cassis) dit que cette section a été faite sans succès, en 1845, à l'hôpital Saint-Antoine. (2)

En 1847, pour une luxation du pouce datant de 30 jours, Blandin (3) coupa d'abord les ligaments latéraux, puis les attaches du court abducteur et le faisceau externe du court fléchisseur, le tout en pure perte. Ces sections ont été répétées depuis par plusieurs auteurs avec un succès variable ; mais elles ont perdu de leur importance depuis que Farabeuf a montré que l'obstacle à la réduction ne venait ni des ligaments, ni des muscles, mais de l'interposition entre la phalange et le métacarpien du pouce, de l'os sésamoïde externe. La connaissance du véritable obstacle anatomique l'a conduit à proposer un moyen rationnel de réduction qui lui a réussi là où la section du ligament latéral externe avait échoué (4).

Enfin, pour montrer jusqu'où a été poussée l'application des opérations préliminaires dans la réduction des luxations, nous citerons le fait suivant emprunté à Malgaigne (5).

(1) Traité des fractures et des luxations, t. II, p. 122.
(2) Vidal. Traité de pathol. externe, 2e édit., t. II, p. 643.
(3) Revue médico-chirurgicale, t. III, p. 234.
(4) Farabeuf. Des luxations du pouce en arrière, in Bulletins et mémoires de la Société de chirurgie, 1876.
(5) Malgaigne. Loco citato, t. II, p. 126.

Dans une vieille luxation du coude où toutes les tentatives de réduction, même après la section des muscles et des ligaments, avaient échoué, Blumhardt fit une incision longitudinale des deux côtés de l'articulation, ouvrit largement la capsule articulaire, coupa avec le couteau toutes les adhérences fibreuses et opéra la réduction.

C'est là, on le comprend, une opération préliminaire d'une extrême gravité, et qui ne devra trouver que bien rarement son application.

C. *Opérations préliminaires applicables à la réduction des hernies.* — Dans les plaies de l'abdomen, une anse intestinale, une masse épiploïque peuvent venir faire hernie à travers les lèvres de la solution de continuité. Si la réduction présente des difficultés, le chirurgien pourra avoir recours à un débridement plus ou moins étendu des parois abdominales. De même, dans les cas d'entérocèles devenues irréductibles, quand le taxis et ses divers moyens adjuvants ont échoué, le chirurgien intervient encore par une opération préliminaire qui consiste dans l'incision des enveloppes herniaires et le débridement du point coarcté.

D. *Opérations préliminaires applicables dans les cas d'invaginations, de compressions par des brides cicatricielles, par des tumeurs de voisinage.* — Dans tous les cas où une invagination, une compression font naître les symptômes de l'obstruction intestinale, ce n'est qu'en s'ouvrant une voie artificielle à travers les parois abdominales que le chirurgien pourra porter directement son action sur le point lésé. Ici encore, nous rencontrons une des nombreuses applications de la gastrotomie préliminaire.

CHAPITRE III

Utilité et inconvénients des opérations préliminaires

Toute opération préliminaire, par ses caractères mêmes, présente de graves inconvénients. En effet, elle intéresse des tissus sains ; elle ne concourt qu'indirectement au but de l'opération fondamentale. Les reproches qu'on peut lui adresser sont de trois ordres :

1° Elle complique l'opération principale : sans doute, au point de vue du chirurgien lui-même, ce reproche n'a pas une portée très-grande. L'opérateur doit être à la hauteur de sa mission, et la difficulté plus ou moins sérieuse des opérations ne doit pas entrer en ligne de compte dans la discussion des procédés. Néanmoins, il est permis de remarquer que, par-là même que la complication devient plus grande, les dangers inhérents à toute opération, et résultant de la perte du sang, de la douleur, de la durée même de l'acte opératoire, se multiplient en même temps.

2° Outre les inconvénients résultant de la complication du manuel opératoire, nous devons noter que le pronostic s'aggrave par le fait d'un traumatisme nouveau ajouté à celui qui résulte de l'opération fondamentale elle-même. Les dangers qui en découlent peuvent venir de la constitution du malade, qui l'expose à la suppuration prolongée, aux hémorrhagies ; ou bien, du milieu dans lequel il se trouve. A cette deuxième cause peuvent être dus les accidents les plus graves, tels que ceux de la lymphangite, de l'érysipèle, de l'infection purulente.

3° Enfin, on peut encore reprocher à l'opération préliminaire d'altérer d'une manière persistante la forme du corps ou les fonctions d'un organe.

Pour faire mieux comprendre la portée des inconvénients que nous venons d'énumérer, prenons un exemple, celui d'une opération préliminaire grave, que nous devrons plus tard examiner soigneusement, l'ablation préalable du maxillaire supérieur, dans le cas de polypes naso-pharyngiens.

Nul doute que cette opération longue et pénible n'apporte une grande complication au manuel opératoire lui-même. L'objection, avons-nous dit, n'a pas grande valeur en ce qui regarde le chirurgien. C'est affaire à lui d'être en mesure de la mener à bien ; mais elle durera nécessairement un certain temps ; elle pourra s'accompagner d'hémorrhagies graves ; elle provoquera des douleurs, des ébranlements du côté du cerveau. Quant au traumatisme qui en résultera, il présentera aussi dans la suite des inconvénients sérieux ; les incisions cutanées pourront devenir le point de départ de lymphangite, d'érysipèle ; l'ablation du maxillaire aura nécessairement pour effet de créer une vaste cavité anfractueuse en communication avec la cavité buccale, dans laquelle pénétreront les liquides de sécrétion ; ces derniers, au contact de l'air, pourront subir là une décomposition putride et provoquer les phénomènes terribles de l'infection purulente. Enfin, les inconvénients résultant de l'ablation du même os pour la forme du visage et les fonctions de la mastication, de la phonation, pour être, à la longue, moins prononcés qu'on ne pourrait le penser au premier abord, n'en sont pas moins très-réels.

Après tant de reproches accumulés contre une même opération, il semble que nous ayons voulu dresser contre elle un véritable réquisitoire et la bannir formellement. Telle n'est point cependant notre pensée, et nous verrons dans la suite qu'elle conserve ses applications dans certains cas déterminés.

Au reste, ce ne sont pas seulement les grandes opérations préliminaires, comme l'ablation du maxillaire supérieur, qui présentent de graves inconvénients. Les plus petites, les moins importantes en apparence, peuvent entraîner d'immenses dangers et conduire à une terminaison fatale. Nous en citerons pour preuve le cas suivant que nous trouvons dans les *Bulletins de la Société anatomique*. Un homme de 72 ans entre à l'hôpital Necker dans le service de M. le Dr Désormeaux, pour y être traité d'un calcul vésical. Voulant faire la lithotritie, ce chirurgien pratique le débridement du méat urinaire. Trois jours après, le malade éprouve un violent frisson ; au bout de huit jours, il meurt avec tous les symptômes de l'infection purulente, dont l'existence est démontrée par l'examen des pièces anatomiques. Il est juste de dire qu'en ce moment même une véritable épidémie d'infection purulente sévissait dans la salle où était couché ce vieillard (1).

Si nous accumulons les reproches qu'on peut faire aux opérations préliminaires, c'est pour bien mettre en relief tout ce qui a trait à ces opérations dont nous tentons ici d'écrire l'histoire, et non le panégyrique.

Mais, à côté de ces inconvénients, dont on ne saurait se dissimuler toute la gravité, il est des avantages sérieux qui justifient dans une foule de circonstances l'emploi des opérations préliminaires.

(1) Bulletins de la Société anatomique, mai 1874 ; infection purulente consécutive à un débridement du méat urinaire chez un calculeux par Augier, interne des hôpitaux.

Au point de vue de leur utilité, on peut former trois groupes de ces opérations :

1° Les premières sont absolument indispensables à l'exécution de l'opération fondamentale elle-même ; telle est, par exemple, la gastrotomie, dans l'extirpation des kystes de l'ovaire. L'ablation du produit morbide est impossible sans incision préalable des parois abdominales, et le chirurgien est mis en demeure de renoncer à l'opération fondamentale elle-même, ou d'en accomplir tous les temps préliminaires.

2° Dans un second ordre de faits, le chirurgien est bien encore forcé de recourir à une opération préliminaire, mais elle n'est point unique, comme dans le cas précédent ; au contraire, plusieurs voies s'offrent à son choix, et il devra se décider pour l'une d'entre elles. C'est ce qui arrive, par exemple, pour l'ablation des polypes naso-pharyngiens. Leur extirpation complète est impossible par les voies naturelles ; l'ouverture d'une voie artificielle est indispenpensable, et le choix devra se faire entre les trois grandes méthodes palatine, nasale et faciale.

3° Il est enfin un troisième groupe de faits dans lesquels l'opération préliminaire ne se présente plus au chirurgien avec ce caractère de nécessité ; il peut y avoir recours, ou s'en dispenser : c'est lui qui décide cette question. Par exemple, dans l'ablation d'une tumeur de la langue, de la parotide, il s'aidera d'une ligature préliminaire, ou il préférera s'en passer. A ces cas se rapportent ceux dans lesquels le choix est à faire entre une opération par les voies naturelles, c'est-à-dire sans intervention préliminaire, ou bien par des voies artificielles. C'est là une des décisions les plus graves à prendre pour le chirurgien, c'est également un des points les plus importants de notre sujet ; aussi lui consacrerons-nous un chapitre à part.

Réservant donc le parallèle entre les opérations par les voies naturelles et par les voies artificielles dont nous nous occuperons plus tard, nous nous efforcerons, pour le moment, d'établir la valeur des diverses opérations préliminaires que nous avons précédemment énumérées.

Quand il s'agissait de rechercher dans toute la médecine opératoire ce qui appartenait à notre étude, nous avons dû nous demander quel était dans chaque cas particulier le but du chirurgien, et nous sommes arrivé ainsi à reconnaître des opérations préliminaires appartenant à chacune des cinq grandes méthodes : synthèse, diérèse, exérèse, etc. Nous n'adopterons pas le même ordre pour la critique de ces opérations. Il aurait, en effet, l'inconvénient de nous exposer à des répétitions fréquentes. Suivant le but qu'on se propose, une même opération peut appartenir à plusieurs méthodes ; ainsi, la gastrotomie comme opération préliminaire à une suture de l'intestin, se rapporte à la synthèse ; est-elle destinée à faciliter la réduction d'un intestin hernié, c'est à l'anataxie qu'elle revient ; enfin, si elle a pour but de permettre l'ablation d'une tumeur de l'ovaire, elle rentre dans l'exérèse ; nous devrions donc, pour apprécier la valeur de cette opération préliminaire, disséminer ce que nous avons à en dire dans trois paragraphes différents. Nous préférons réunir en un même point ce qui a trait à chacune des opérations. Pour cela, nous n'aurons plus en vue le but à atteindre ; nous nous guiderons simplement sur l'ordre anatomique, et nous passerons en revue les opérations préliminaires qui s'exécutent sur la face et le cou, le thorax, l'abdomen et les membres.

I.

EXAMEN DES OPÉRATIONS PRÉLIMINAIRES QUI SE PRATIQUENT SUR LA TÊTE ET LE COU.

1° *Opérations ayant pour but de s'opposer à la perte de sang.* — C'est, le plus souvent, avons-nous dit, dans les opérations portant sur la tête et le cou, qu'on a eu recours aux ligatures préliminaires. On a lié dans divers cas la carotide primitive, la carotide externe et la linguale.

A propos de l'extirpation des tumeurs de la parotide, Velpeau (1) discute l'utilité de la ligature préliminaire de la carotide primitive exécutée pour la première fois par Goodlad, en 1816. Il adopte le principe des ligatures d'attente dont il s'est servi plusieurs fois. Dans sa thèse de concours, A. Bérard fait également plusieurs reproches à la ligature préventive de l'artère carotide primitive (2). Il croit que l'hémorrhagie n'est pas toujours à redouter ; d'autre part, il objecte les accidents du côté du cerveau, du larynx, des poumons, qui se produisent après la ligature de ce vaisseau. Toutefois, il ne proscrit pas complétement les ligatures préventives, et il croit qu'il sera bon d'y avoir recours en présence d'une tumeur parotidienne volumineuse dont les limites profondes ne pourront être nettement précisées, et dans laquelle on aura lieu de supposer un grand nombre de vaisseaux.

Depuis lors, la ligature préliminaire de la carotide pri-

(1) Velpeau. Méd. opér., t. III, p. 646.

(2) A. Bérard. Des opérations que réclament les tumeurs développées dans la région parotidienne. Thèse de concours, 1841.

mitive a été faite un certain nombre de fois. Il serait trop long d'énumérer ici tous ces faits ; nous renvoyons le lecteur désireux de les connaître, soit à la thèse de Raymond (1), soit au mémoire de M. le professeur Lefort (2). Ce dernier auteur a pu réunir 53 cas de ce genre.

En 1863, notre maître M. Verneuil a communiqué à la Société de chirurgie une observation d'ablation de tumeur récidivée de la parotide faite avec succès, après ligature préalable de la carotide primitive. Cette communication a donné naissance à une discussion intéressante, dans laquelle plusieurs chirurgiens, et particulièrement M. Richet, s'élevèrent fortement contre cette pratique. Les faits ultérieurs ont pleinement justifié les reproches qu'on faisait alors à cette opération.

Par elle-même, en effet, elle offre une énorme gravité ; pour s'en rendre compte, il suffit de se reporter à l'étude des accidents cérébraux consécutifs à la ligature de la carotide primitive, étude faite successivement par Ehrmann, de Mulhouse (3), Richet (4), Lefort (5).

Rachète-t-elle au moins ses inconvénients si terribles par son incontestable utilité ? Nullement, car si nous consultons la statistique de Lefort, nous voyons que, dans 11 cas, elle n'a pu suffire à empêcher des hémorrhagies sérieuses. Nous nous associons donc pleinement au jugement porté par ce professeur, et nous n'hésitons pas à condamner

(1) Raymond. Thèse de doct. déjà citée ; Paris, 1870.

(2) Léon Le Fort. Art. Carotide du Dict. encycl., t. XII, 1re série, p. 653.

(3) Erhmann. Mémoire sur les effets produits sur l'encéphale par l'oblitération des vaisseaux artériels qui s'y distribuent. Paris, 1860.

(4) Richet. Art. Carotide, Dict. de Jaccoud.

(5) Le Fort. Art. Carotide, Dict. encycl.

la ligature préventive de la carotide primitive, comme à la fois inutile et dangereuse.

C'est ce danger inhérent à la ligature du vaisseau qui a conduit Velpeau et, avec lui, plusieurs opérateurs à adopter les ligatures d'attente. Une autre opération préliminaire est celle à laquelle a eu recours Langenbeck, et qui consiste à tenir le vaisseau fermé, pendant l'opération, avec les pinces d'Assalini. D'autres chirurgiens enfin se sont contentés de faire comprimer le vaisseau par le doigt d'un aide introduit dans la plaie. Ce dernier procédé est d'une exécution bien difficile; la plupart du temps le doigt de l'aide gênera les manœuvres de l'opérateur. La compression sera le plus souvent incomplète et partant, inutile. Carmichaël, qui a eu recours dans un cas à ce moyen, regrette de n'avoir pas passé un fil au-dessous de l'artère. Sans doute, la compression était restée insuffisante. Si elle est complète, ce procédé, comme la forcipressure de Langenbeck, est passible de tous les reproches adressés à la ligature elle-même.

Il n'en est pas de même d'une opération préliminaire dont nous avons déjà parlé à propos de l'ablation des tumeurs de l'amygdale : c'est l'écartement de la carotide interne et de la jugulaire pratiqué en 1848 par Blandin, et en 1862 par Demarquay. On comprend que ces vaisseaux pourront être suffisamment attirés en dehors pour être mis à l'abri du traumatisme, sans que pour cela la circulation soit entravée dans leur intérieur.

Ce que nous venons de dire à propos de la carotide primitive ne saurait suffire à renverser le principe des ligatures préliminaires; l'application en est seulement restreinte d'autant. Mais quand il s'agira d'un autre vaisseau 'la carotide externe, par exemple, la ligature ne sera plus passible des mêmes reproches. Si nous consultons, en effet, les cas où l'on y a eu recours, et qui sont rapportés dans la thèse de Raymond, dans l'article de M. Lefort et dans le mémoire de notre maître M. Guyon (1), nous voyons que les résultats sont favorables à cette opération; on devra donc la préférer à la ligature de la carotide primitive, toutes les fois que le siége anatomique du mal à enlever le permettra, et notamment dans l'extirpation des tumeurs de la parotide.

Ce que nous venons de dire pour la carotide externe, nous pouvons l'appliquer à l'artère linguale. Elle a toujours eu l'avantage de mettre le malade à l'abri des hémorrhagies, soit primitives, soit consécutives, et, de plus, elle n'a pas présenté d'inconvénients sérieux. C'est donc une bonne opération préliminaire; nous devrons d'ailleurs y revenir à propos de l'ablation des tumeurs de la langue.

2° *Opérations préliminaires à l'extirpation des polypes naso-pharyngiens.* — Chaque fois que le chirurgien se propose d'intervenir d'une manière radicale contre cette terrible affection, la nécessité s'impose à lui de recourir à une opération préliminaire. Son choix devra dès lors se fixer sur l'une des quatre grandes voies que nous avons indiquées : faciale, palatine, orbitaire et nasale. Grave question de médecine opératoire qui, depuis longtemps, préoccupe les chirurgiens, comme on s'en rendra compte aisément en parcourant la liste des nombreux travaux publiés sur ce sujet.

Les quatre grandes méthodes comprennent elles-mêmes une foule de procédés. Il ne peut entrer dans notre plan d'en faire ici l'historique. A elle seule, cette partie de la question suffirait à donner la matière d'une longue thèse. Nous

(1) Guyon. Mémoires de la Société de chirurgie, t. VI, p. 210, 1865.

devrions nécessairement rester incomplet, et par là notre travail historique perdrait toute valeur. On trouvera d'ailleurs des renseignements à ce sujet dans les traités de médecine opératoire et dans les diverses thèses qui traitent des polypes naso-pharyngiens. Mais quiconque veut se faire une bonne idée de la question doit prendre la peine de parcourir les Bulletins de la Société de chirurgie qui, depuis l'année 1860 jusqu'à ces derniers temps, renferment à cet égard des documents du plus haut intérêt.

Ce que nous voulons tenter ici, c'est de peser les avantages et les inconvénients de chacun des procédés qui s'offrent à nous, et par là d'en fixer, autant que possible, la valeur.

1° *Méthode orbitaire* (Rampolla, Palasciano). — Cette méthode ne devra pas nous occuper longtemps. Elle rentre dans la classe des opérations préliminaires que M. Verneuil a appelées parcimonieuses (1). Sans doute, elle offre l'avantage de ne pas causer de dégâts importants, puisqu'elle nécessite seulement la perforation de l'unguis. Elle permet, en outre, de porter une ligature sur le point le plus élevé du pharynx, c'est-à-dire le plus près possible de l'insertion du pédicule, but que le chirurgien doit se proposer. Mais, en échange, elle n'ouvre qu'une voie étroite et ne peut donner passage qu'à une ligature ou à un écraseur, moyens dangereux ou insuffisants. Le danger de la ligature ressort du reste de la lecture de l'observation adressée en 1860 par Rampolla à la Société de chirurgie. La ligature tomba le cinquième jour; mais les liquides putrides et purulents provenant de la masse polypeuse sphacélée coulèrent dans les voies digestives et détermi-

(1) Bulletins de la Soc. de chirurgie, 14 mars 1860.

nèrent un empoisonnement septique qui amena la mort au quinzième jour. Quant à l'écraseur, il ne suffit pas à détruire le point d'implantation du polype, condition nécessaire pour se mettre, autant que possible, à l'abri d'une récidive. D'ailleurs, outre le cas de Rampolla, nous trouvons deux autres faits où il y a eu récidive, et un quatrième de Valette, de Lyon, où le malade présenta un phlegmon de l'œil. Ici donc, les inconvénients et les dangers de l'opération l'emportent de beaucoup sur ses avantages, et doivent la faire rejeter.

2° *Méthode nasale.* — Comme nous l'avons déjà dit, c'est la première en date, puisqu'on la trouve indiquée déjà dans Hippocrate. Elle comprend un grand nombre de procédés, et M. Verneuil y fait même rentrer la méthode orbitaire, qui n'attaque la paroi interne de l'orbite que pour pénétrer dans l'intérieur des fosses nasales.

Le débridement de l'aile du nez, conseillé par Hippocrate et pratiqué en suivant le sillon qui sépare cet organe de la joue, est un procédé qui peut rendre de très-réels services. Nous avons vu notre excellent maître, M. Panas y recourir avec avantage chez un homme de 50 ans environ qui portait dans la narine gauche une tumeur épithéliale. Ce débridement préliminaire permit d'atteindre facilement la tumeur; la suture ne fut faite que plus tard, afin de pouvoir surveiller la récidive. Mais réduite à ces proportions, la méthode nasale rentre dans le groupe des opérations parcimonieuses, bonnes pour donner accès dans les fosses nasales; insuffisantes pour la cure des polypes naso-pharyngiens insérés, comme l'on sait, sur la base du crâne elle-même. De là, la nécessité de recourir à des opérations plus compliquées, consistant en des résections partielles, qui portent sur les os propres du nez, sur l'apophyse montante, la paroi antérieure du sinus maxillaire, la cloison des fosses nasales, ou celle qui sépare la cavité olfactive de l'antre d'Highmore.

Depuis Hippocrate, la voie nasale n'a jamais été complétement abandonnée, ainsi que le démontrent les observations empruntées par Verneuil aux archives de l'Académie de chirurgie (1). Mais les deux chirurgiens dont les noms se rattachent le plus intimement à cette méthode sont Chassaignac et Ollier. Chassaignac circonscrit le nez par trois incisions passant l'une à la base de l'organe, l'autre au-dessus des narines, enfin la troisième longeant un des côtés du nez et réunissant les deux précédentes. Il forme ainsi un lambeau rectangulaire qu'il rejette sur l'une des joues. A l'aide d'une incision elliptique circonscrivant le nez à sa base, Ollier détache cet organe de haut en bas. Dans le procédé de Lawrence, le nez est détaché, au contraire, au-dessous des narines, laissé adhérent par sa base, et rejeté sur le front.

Nous savions que notre maître M. Heurtaux, professeur à l'Ecole de médecine de Nantes, avait pratiqué plusieurs opérations de polypes naso-pharyngiens. Nous lui avons demandé quels étaient à cet égard les résultats de sa pratique. Avec la plus grande obligeance, il nous a adressé quatre observations se rapportant toutes à la voie nasale. L'une d'elles a été publiée dans les Bulletins de la Société de chirurgie ; nous nous contenterons d'y renvoyer le lecteur (2). Quant aux trois autres, qui sont inédites, nous les rapporterons ici *in extenso*.

(1) Documents inédits tirés des archives de l'ancienne Académie de chirurgie. Gazette hebdomadaire, 1860.

(2) Note sur un cas de chondrome naso-pharyngien par le Dr Heurtaux. Bulletins de la Société de chirurgie, 7 nov. 1877.

Observation V.

Polypes épithéliaux des fosses nasales (Epithéliome à cellules cylindriques). Opération par la voie nasale.

Guinche, Louis, âgé de 45 ans, exerçant la profession de menuisier, est entré le 28 novembre 1867 à l'Hôtel-Dieu de Nantes, pour des tumeurs des fosses nasales affectant la forme de polypes.

Aucun antécédent héréditaire. Bonne santé habituelle, mais coryzas fréquents.

Début probable il y a 18 mois : après avoir eu pendant plusieurs jours un mal de tête très-violent qu'il attribuait à un coryza, le malade s'aperçut qu'il avait beaucoup plus de peine à respirer qu'à l'ordinaire : de plus, il ressentit un peu de gêne au fond de la gorge, surtout pour avaler ; enfin un écoulement nasal qui existait depuis plusieurs jours augmenta au point de tacher l'oreiller sur lequel le malade reposait pendant la nuit.

Tous ces symptômes s'aggravent pendant une dizaine de mois.

Déjà, il y a quelques mois, le malade a fait à l'Hôtel-Dieu un séjour pendant lequel Letenneur et moi-même, à plusieurs reprises, nous avons extrait avec la pince à polypes des fragments des tumeurs. Ces débris étaient très-mous, très-friables, opaques, à surface grenue. A la suite de ces petites opérations le malade se trouvait soulagé, mais l'amélioration n'était pas durable : les polypes végétaient avec une extrême rapidité et bientôt les symptômes reprenaient toute leur intensité. Lassé de ses souffrances et surtout effrayé par plusieurs hémorrhagies assez considérables qui eurent lieu à peu d'intervalle, il se décida à rentrer à l'hôpital pour y subir une opération plus complète.

Etat actuel. — 28 novembre. Le visage n'est nullement déformé; les narines et les joues ne sont pas plus volumineuses qu'à l'ordinaire; aucune déviation ni saillie des yeux. Le malade éprouve continuellement le besoin de se moucher, et la nuit l'écoulement qui sort par le nez tache l'oreiller. Ce liquide est épais, opaque, jaune grisâtre et d'assez mauvaise odeur. L'ouïe est sensiblement diminuée; l'oreille gauche surtout est très-paresseuse, les yeux sont larmoyants, la bouche est ouverte pour les besoins de la respiration; celle-ci, en effet, ne peut plus du tout s'effectuer par le nez. Une gêne assez grande existe au fond de la gorge, surtout au moment de la déglutition. La voix est très-enrouée et nasillée. Enfin, tous ces symptômes s'aggravent par les temps humides.

En écartant un peu les narines, on voit à gauche des tumeurs mamelonnées qui paraissent obstruer la narine; à droite, au contraire, il ne semble y avoir rien ou presque rien. En examinant la bouche, on voit le voile du palais repoussé en avant dans toute son étendue, le pharynx est un peu congestionné. Au toucher par la bouche, on trouve deux tumeurs : l'une à gauche attenant à la paroi externe, de la grosseur d'une petite noix, à surface granulée, présentant des sillons et des éminences; l'autre, à peu près moitié moins grosse, indépendante de la première et occupant le niveau de la cloison. L'ouverture de la fosse nasale droite n'est pas libre, quoiqu'on n'y sente aucune tumeur.

Le malade éprouve une céphalalgie continuelle et extrêmement intense qui lui enlève tout repos. L'appétit est conservé, il n'y a point de fièvre.

Pour arrêter les hémorrhagies qui se répètent presque tous les jours, on prescrit des injections d'eau de Pagliari dans les fosses nasales.

21 décembre. On enlève par le nez, à l'aide d'un serre-nœud de trousse introduit dans la narine gauche, la tumeur qui fait saillie du côté du pharynx. Cette opération permet d'extraire un fragment du volume d'une petite noix et le malade se trouve momentanément soulagé. La tumeur, examinée au microscope, présente d'une façon très-nette la structure de l'épithéliome à cellules cylindriques.

Le 26. Le malade se plaint de maux d'oreilles plus intenses qu'à l'ordinaire; l'ouïe est de plus en plus altérée.

Le 30. Guinche nous annonce qu'une abondante quantité de sérosité est sortie, ce matin, de son oreille gauche.

Opération pratiquée le 4 janvier 1868; elle comprend les temps suivants :

1° Incision curviligne commençant au côté droit du nez, vers le milieu de sa hauteur, à son union avec la joue, passant au dos du nez à sa racine, et revenant se terminer à gauche, à la même hauteur qu'à son point de départ.

2° Une scie à main à lame étroite introduite dont l'incision permet de diviser les os nasaux à leur racine puis dans toute leur hauteur à leur union avec les apophyses montantes.

3° Le nez, devenu ainsi mobile (car il ne tient plus au visage que par ses portions cartilagineuses), est fendu sur la ligne médiane ou plutôt un peu à gauche, au contact de la cloison, de façon à ouvrir largement en avant la narine gauche. Pour cette incision, on se sert du bistouri pour les parties molles et des pinces de Liston pour séparer l'un de l'autre les deux os nasaux.

4° Enfin la lèvre supérieure est fendue dans toute [sa hauteur au niveau de la narine gauche, et la cloison des fosses nasales est divisée près de son bord antérieur, afin de libérer également le côté droit du nez.

On obtient ainsi deux vastes lambeaux latéraux dont chacun contient à peu près la moitié du nez et de la lèvre supérieure, et que l'on peut écarter à droite et à gauche en les décollant un peu de la partie la plus interne des os maxillaires supérieurs. Les deux fosses nasales se présentent donc largement ouvertes et accessibles. Celle du côté gauche, qui est plus particulièrement le siége des productions polypiformes, est encore agrandie en bas et en dehors par l'excision faite avec une scie à main du bord antérieur de l'apophyse montante. On obtient ainsi un large accès dans la fosse nasale gauche où se trouve une masse volumineuse, papillaire, adhérant à presque toute la paroi externe, y compris l'apophyse ptérygoïde. Pour la détacher, on sépare avec la spatule le périoste de cette paroi, et quand ce décollement est complet, la fibro-muqueuse est coupée avec des ciseaux à ses limites extrêmes, en haut, en arrière et en bas. Des prolongements de la tumeur, qui s'étendaient dans le sinus maxillaire gauche, sont facilement extraits.

Enfin, comme des productions semblables adhèrent à la muqueuse de la cloison elle-même, vers le fond des deux narines, cette cloison est enlevée.

Trois cautères chauffés à blanc sont ensuite promenés dans cette vaste cavité pour arrêter l'hémorrhagie.

Il ne reste plus qu'à réparer cette large plaie. Il suffit de rapprocher l'un de l'autre les deux lambeaux, pour que toute difformité disparaisse. Une suture entortillée réunit la lèvre supérieure et la plaie qui suit le dos du nez. Quant à celle qui occupe la racine et les côtés de cet organe, elle est maintenue réunie à l'aide de quelques points de suture métallique.

Disons de suite que les masses enlevées ont offert, comme celle qui avait été examinée précédemment, la structure de l'épithéliome à cellules cylindriques.

Le malade, épuisé par la perte de sang et aussi par la souffrance, est reporté dans son lit.

4 janvier au soir. Le malade est très-faible, mais calme. Sa respiration est facile et régulière. Circonstance digne d'être notée : il entend parfaitement ce qu'on dit même à l'autre extrémité de la salle. En raison de son abattement, on lui prescrit une potion cordiale.

Le 5. Le malade est encore abattu; pouls à 110. Il se plaint de ce qu'il entend beaucoup moins bien qu'hier au soir, et ce fait paraît le préoccuper. Vers 2 heures, perte de la parole et de la connaissance, sans délire ni contraction adynamie au contraire très-prononcée, teinte ictérique de la face et de tout le corps. A 5 heures, même état. Le nez est complétement obstrué par du pus mêlé à des caillots sanguins.

Le 6. Il y a, ce matin, un peu de contracture dans les membres du côté gauche, tandis qu'au contraire ceux du côté droit sont dans la résolution. La sensibilité est également plus intense à droite qu'à gauche, mais non complétement éteinte. Urines et selles involontaires. On fait prendre au malade quelques potages et une potion diffusible.

Le 7. Même état.

Le 8. Les épingles de la suture sont enlevées: la réunion s'est partout effectuée et une simple ligne marque à peine la division. Au reste, l'affaissement est toujours très-profond; les membres du côté gauche restent contractés. Mort à 3 heures du soir.

Autopsie faite le 10 janvier au matin. — A l'ouverture du crâne, on aperçoit un foyer purulent siégeant sur la dure-mère, au niveau des sinus frontaux, mais ne venant pas de ces sinus; et en raclant le pus de la surface, on s'aperçoit que le tissu de la tumeur est en continuité avec la dure-mère elle-même. La lame criblée de l'ethmoïde et l'apophyse crista-galli ont disparu, détruites par la production morbide. Aussi, quand on attire la dure-mère, elle cède avec la plus grande facilité et l'on entraîne en même temps quelques débris de polype venant de la voûte des fosses nasales. Le sinus longitudinal incisé laisse échapper de la sérosité purulente. Dans le sinus latéral gauche se trouve un caillot occupant toute la longueur de ce sinus, d'un brun noir, recouvert supérieurement d'une couche gris verdâtre. La dure-mère enlevée ne présente point d'autre altération que celle déjà signalée. Les mailles de la pie-mère sont infiltrées d'une nappe de pus assez épais et verdâtre: cette nappe, beaucoup plus abondante à gauche qu'à droite, occupe presque toute la surface convexe de l'hémisphère gauche du cerveau; le pus s'enfonce même entre les circonvolutions.

Aucune lésion dans les autres organes.

Le sujet étant réclamé par sa famille, on ne peut rouvrir la cicatrice faciale pour étudier l'état de la cavité naso-pharyngienne.

Observation VI.

Polype fibreux naso-pharyngien. Opération pratiquée par la voie nasale.

Jolivet (François), domestique, âgé de 15 ans; entré à l'Hôtel-Dieu dans les premiers jours de mars 1874, pour un polype fibreux de la base du crâne. La maladie date probablement d'un ou deux ans, mais la gêne n'est très-forte que depuis deux ou trois mois. La tumeur peut être aperçue par la narine gauche; avec le doigt introduit par la bouche, on sent une grosse masse qui remplit tout le haut du pharynx, et qui envoie deux prolongements antérieurs : l'un, très-gros, pénètre dans la narine gauche, l'autre moins volumineux s'insinue dans la narine droite. Le pédicule du polype, très-large, s'attache à l'apophyse basilaire et à l'apophyse ptérygoïde gauche.

Le malade éprouve des maux de tête. Il a des épistaxis modérées, et depuis quelques jours seulement.

L'opération est pratiquée le 19 mars, de la façon suivante :

1° On incise transversalement les parties molles à la racine du nez et l'on divise avec la scie les deux os nasaux à leur base;

2° Une incision longitudinale est pratiquée sur le dos du nez, sur la ligne médiane; à l'aide de la pince de Liston, on sépare l'os nasal gauche de son congénère, à gauche de la cloison, afin de pénétrer dans la fosse nasale gauche;

3° Avec le ciseau et le maillet, on coupe l'apophyse montante du maxillaire supérieur gauche.

La moitié gauche du nez ainsi libérée représente donc un lambeau rectangulaire que l'on renverse en dehors et qui fournit une voie large et suffisante pour pénétrer par la fosse nasale jusque dans le pharynx. La tumeur se présente très-visible et très-accessible.

La chaîne d'un écraseur, conduite par la fosse nasale, est placée autour du pédicule de la tumeur à l'aide d'un doigt introduit par la bouche dans le pharynx. On coupe ainsi le pédicule du polype en rasant les os. On reconnaît alors la présence d'un prolongement qui s'enfonce dans l'épaisseur de l'apophyse basilaire de l'occipital et se dirige en arrière : on peut l'attirer avec une pince à griffes; son extraction laisse une cavité dans laquelle le doigt pénètre et qui s'étend à une profondeur effrayante, sur un plan plus reculé que le corps des vertèbres cervicales. Il semble que cette excavation s'avance jusqu'au voisinage du trou occipital.

Pour compléter l'opération, les surfaces osseuses sont ruginées et cautérisées fortement avec plusieurs fers rougis à blanc. Ensuite on pratique le tamponnement en queue de cerf-volant de la cavité du pharynx. L'ouverture nasale est provisoirement laissée ouverte. Les tampons sont enlevés le cinquième jour; le dixième jour, le côté gauche du nez est rapproché et suturé avec des fils d'argent : les bourgeons charnus se réunissent parfaitement.

Dernièrement (quatre ans et demi après l'opération) j'ai eu des nouvelles du malade : il n'y a pas eu récidive et la cicatrice nasale est à peine apparente.

Observation VII.

Polype fibreux naso-pharyngien. Opération pratiquée par la voie nasale.

Chauveau (Eugène), 18 ans, cultivateur.— Opéré le 9 novembre 1876, pour un gros polype fibreux naso-pharyngien qui a débuté il y a trois ans. Le malade a éprouvé de fréquentes hémorrhagies qui toutefois ont à peu près cessé depuis un an.

Au moment où l'on observe ce jeune homme, il est dans l'état suivant : le nez est élargi, la narine gauche dilatée surtout à sa partie postérieure. L'œil gauche est plus saillant et déjeté en dehors. Le voile du palais est fortement repoussé en avant, la voûte osseuse elle-même déformée à sa partie postérieure. Odorat nul; conservation du goût, de la vue, de l'ouïe.

En relevant le bord du voile du palais, on aperçoit facilement la partie inférieure du polype qui est rougeâtre, un peu lobulé. Avec le doigt porté dans la gorge on circonscrit la tumeur, et l'on reconnaît qu'elle est très-étendue et remplit complétement la partie supérieure du pharynx. Son pédicule, fort gros, s'insère à toute la base du crâne, aux deux apophyses ptérygoïdes et même à la paroi postérieure du pharynx.

L'ablation de la tumeur est faite par la voie nasale : incision curviligne dans le sillon naso-génien gauche ; en haut, la section est prolongée transversalement au niveau de la racine du nez. Avec une scie à main qui suit le même trajet, j'échancre l'apophyse montante du maxillaire et je coupe en travers, en haut, l'os nasal correspondant. Le nez peut alors être luxé à droite et une large voie permet de pénétrer dans la fosse nasale gauche qui est très-dilatée, ainsi que je l'ai dit, et envahie par un prolongement de la tumeur.

Avec le thermo-cautère, je détache les insertions du pédicule à la partie antérieure, et sur les côtés au niveau des apophyses ptérygoïdes. Pendant cette manœuvre il s'écoule des flots de sang et je suis contraint de terminer rapidement l'opération en détachant les attaches du polype en haut, sur les côtés et en arrière, à l'aide de gouges droites et courbes guidées avec le doigt. L'apophyse basilaire de l'occipital et le corps du sphénoïde sont profondément et irrégulièrement excavés par des lobes de la tumeur ; ces prolongements sont, les uns durs, les autres assez mous. Ensuite le fer rouge est promené sur toute la surface d'implantation du polype. Enfin on remplit le pharynx avec des tampons en queue de cerf-volant imbibés de perchlorure de fer, et la plaie est maintenue béante.

Le malade a subi une énorme perte de sang : il est sans pouls, complétement décoloré, dans un état syncopal, les yeux atones ; la mort paraît imminente. On donne immédiatement deux lavements de vin rouge et, sous cette influence, la connaissance revenant un peu, on fait prendre quelques cuillerées de cognac. Peu à peu le pouls reparaît, mais si faible qu'on a de la peine à le sentir. Une heure seulement après l'opération, le malade est reporté avec les plus grandes précautions dans son lit bassiné. Tous les quarts d'heure on donne une cuillerée à soupe de café noir additionné d'un tiers de cognac.

Cinq ou six heures après l'opération, réaction manifeste, mais le pouls reste très-faible.

Le lendemain matin, bonne réaction. Depuis la veille au soir, le malade a pris 120 grammes d'eau-de-vie.

Du 10 au 11 au matin, on a donné 250 grammes de cognac; et dans les vingt-quatre heures qui suivent, 150 grammes.

Désormais ce jeune homme marche franchement vers la guérison. Le sixième jour les tampons sont retirés du pharynx et l'on peut s'assurer de nouveau que la tumeur a été bien complétement enlevée et que les os sont à nu.

Le dixième jour on réunit la plaie par la suture métallique.

J'ai eu récemment des nouvelles du malade : il reste parfaitement guéri et conserve à peine des traces de son opération.

Dans la note accompagnant l'envoi de ses observations, M. Heurtaux nous dit : « Dans tous ces faits, j'ai choisi la voix nasale pour extraire la tumeur, et je m'arrête définitivement au procédé qui consiste à suivre le sillon naso-génien, parce qu'il donne plus d'espace et permet d'échancrer, s'il le faut, le maxillaire lui-même. Je n'ai pas trouvé jusqu'ici un seul cas exigeant l'ablation complète du maxillaire supérieur. Cette dernière opération préalable est-elle quelquefois réellement nécessaire ? Je n'oserais trancher la question par la négative; mais je suis disposé à croire qu'elle doit être, *pour le moins*, bien exceptionnelle. »

M. Chassaignac (1) va beaucoup plus loin ; il trouve à la

(1) Bulletins de la Soc. de chirurgie, 16 juillet 1873.

méthode nasale de si grands avantages, une application tellement générale à toutes les insertions, implantations connues et possibles du polype, que, dans son opinion, cette méthode *peut dispenser de toutes les autres.*

M. Ollier est beaucoup moins absolu (1) ; il reconnaît que l'ablation du maxillaire supérieur permet mieux que toutes les autres opérations préliminaires de découvrir le polype et de l'enlever ; mais il recule devant la gravité de ce traumatisme. « Ce que nous devons demander, dit-il, c'est une opération préliminaire qui, sans dangers et sans inconvénients sérieux par elle-même, permette d'enlever le polype tout aussi bien que les opérations plus radicales qui ont été proposées. Or, je crois que l'abaissement du nez réalise ce desideratum. »

3° *Méthode buccale ou palatine.* — Si la voie nasale a pour elle des autorités imposantes, la méthode buccale a les siennes non moins dignes de toute notre attention. La section du voile du palais sur la ligne médiane, la boutonnière staphyline de Dieffenbach ne nous arrêteront pas longtemps. Elles ne donnent le plus souvent qu'une voie insuffisante, il faut y joindre la résection de la voûte palatine d'après le procédé de Nélaton, qui lui-même a été modifié par deux de ses élèves. A. Richard a laissé intact le voile du palais et n'a réséqué que la voûte palatine ; Botrel, de son côté, a proposé de ne diviser le voile du palais qu'en partie, en laissant intacte la luette (2). Ainsi exécutée, l'opération présente un grand avantage, sur lequel notre excellent maître M. Panas a plus d'une fois attiré notre attention. Grâce à l'intégrité du bord postérieur du voile

(1) Bulletins de la Société de chirurgie, 16 juillet 1873.

(2) Botrel. Thèse de doctorat, 25 mai 1850. Paris.

du palais, la cicatrisation s'opère spontanément par le mécanisme des plaies angulaires, et, dans deux cas cités par M. Panas à la Société de chirurgie, on n'a pas eu besoin de recourir à une nouvelle opération de staphylorrhaphie (1).

4° *Méthode faciale ou maxillaire.* — Postérieure en date à la voie buccale, la méthode faciale comprend deux procédés principaux, suivant qu'on a recours à la résection totale du maxillaire supérieur, ou qu'on se contente d'une résection partielle. Dans ces dernières, il faut établir encore une subdivision importante. Certains procédés, tout en enlevant la presque totalité du maxillaire, ont pour but de conserver le rebord orbitaire. D'autres se proposent de conserver l'arcade dentaire et la voûte palatine.

5° *Méthode ostéo-plastique.* — A côté des grandes voies qui peuvent conduire sur la tumeur à extirper, nous devons citer la méthode ostéo-plastique qui est applicable à toutes les autres. D'origine toute française, la méthode des résections temporaires est due à Chassaignac qui le premier la mit en pratique pour la voie nasale le 29 janvier 1854, et à Huguier qui l'appliqua à la voie maxillaire le 11 août 1860. Déjà, du reste, en 1852, ce dernier chirurgien en avait eu l'idée et l'avait exprimée d'une façon très-nette devant la Société de chirurgie (2). Elle consiste à luxer, soit les os du nez, soit le máxillaire qu'on laisse adhérents aux parties molles par un lambeau à la fois muqueux et

(1) Panas. Communication sur les polypes pharyngiens d'origine nasale. Bulletins de la Soc. de chirurgie, 9 juillet 1873.

(2) Voir pour l'histoire de cette question : Bulletins de la Soc. de chirurgie, 1873, et Rochard, Histoire de la chirurgie française au XIXe siècle, p. 795.

périostique, pour les remettre en place après l'opération terminée.

Tels sont les principaux procédés des trois grandes méthodes, nasale, palatine et faciale ; nous devons maintenant nous efforcer d'établir la valeur respective de chacune de ces méthodes elles-mêmes.

C'est là une tâche difficile et singulièrement délicate, car chaque méthode a pour elle les suffrages de chirurgiens expérimentés, dont les noms font autorité dans la science. D'ailleurs il ne s'agit pas ici d'opposer à des noms justement estimés d'autres noms connus ; il ne s'agit pas davantage de préférer telle méthode à une autre par une sorte de prédilection justifiée seulement par l'habitude. Enfin et surtout nous ne sommes pas dans la nécessité de nous prononcer pour une voie unique à l'exclusion de toutes les autres. Nous cherchons seulement la valeur de chacune d'elles, et peut être, par un sage éclectisme, devrons-nous nous contenter d'indiquer la supériorité de telle ou telle méthode, suivant chaque cas particulier.

Tout d'abord nous devons avoir présent à l'esprit le but à atteindre ; ce but nous paraît avoir été indiqué de la façon la plus heureuse par M. Chassaignac, dans sa communication à la Société de chirurgie (1) : « Les méthodes opératoires qui aspirent à se généraliser dans le traitement des polypes naso-pharyngiens, dit-il, doivent se constituer, non-seulement au point de vue de l'implantation originelle du polype, mais aussi et très-expressément au point de vue des embranchements possibles de celui-ci. »

En outre, la clinique nous apprenant avec quelle facilité ces productions repullulent une fois enlevées, il est nécessaire que nous fassions choix d'une voie qui nous permette

(1) Bulletins de la Soc. de chirurgie, 16 juillet 1873.

de surveiller le point d'implantation du polype, dans la crainte d'une récidive.

Ainsi donc, d'une part permettre un abord facile jusqu'au pédicule du polype et à ses prolongements, d'autre part laisser la faculté de surveiller la récidive, telles sont les deux grandes indications essentielles de toute opération préliminaire. Au point de vue purement théorique, celle qui remplira le mieux le but, tout en présentant le minimum d'inconvénients, sera la meilleure des méthodes.

C'est le pédicule lui-même qu'il s'agit d'atteindre, et non pas seulement la tumeur, comme l'a parfaitement indiqué M. Verneuil dans son rapport à la Société de chirurgie (14 mars 1860). De plus, il faut y arriver par une voie suffisamment large pour pouvoir agir à son aise, rapidement et sans danger, surtout pour combattre avec succès ces terribles hémorrhagies qui sont, comme l'on sait, le grand écueil, dans toutes les extirpations de polypes naso-pharyngiens. Or, dans les voies nasale et faciale, on attaque la tumeur d'avant en arrière et l'on arrive aisément sur son pédicule ; dans la voie buccale, au contraire, on n'atteint la tumeur que par son extrémité inférieure. Mais si, dans la voie nasale, on peut atteindre sans difficulté le point le plus élevé du pharynx, on en reste toujours distant par une assez grande étendue. En effet, le diamètre antéro-postérieur des fosses nasales à la voûte de ces cavités, ne mesure pas moins de 7 cent. En faisant abstraction de l'os propre du nez et de la branche montante du maxillaire supérieur sur un sujet qui nous servait à répéter cette mensuration, nous avons trouvé encore 6 cent. Ainsi donc, après la résection des os propres du nez et de la branche montante du maxillaire, le chirurgien aurait encore été séparé par 6 centimètres du point d'implantation du polype à la partie supérieure du pharynx. Il en résulte que, même en détruisant la cloison et les cornets, comme le fait remarquer M. Lefort, c'est à peine si l'on voit nettement au fond du pharynx (1). C'est là un inconvénient sérieux, car en cas d'hémorrhagie grave, on ne distingue qu'à grand'peine le point d'où vient le sang.

Non-seulement, dans la méthode nasale, on est encore séparé par un long intervalle du point d'insertion du pédicule, même après résection osseuse, mais la voie ainsi ouverte ne présente pas beaucoup d'ampleur, Ollier lui-même note le fait dans sa communication où il vante la méthode nasale : « Quand on la pratique sur un cadavre, dit-il (2), et qu'on choisit des sujets à nez étroit, il semble qu'on doive être gêné dans les manœuvres d'extraction du polype. » En effet, même après avoir réséqué la cloison et les cornets, on ne peut que plonger un doigt dans le pharynx. Outre l'étroitesse latérale, il existe encore chez certains sujets une disposition capable de gêner l'opérateur : c'est la conformation du palais osseux, qui a la forme d'une voûte ogivale, au lieu d'être surbaissée. La face convexe est alors très-élevée, et par sa saillie diminue d'autant le diamètre vertical des fosses nasales. Legouest a signalé ce fait qui, dans une opération de polype naso-pharyngien, l'a beaucoup gêné (3). Sur un sujet qui nous servait à répéter la méthode nasale, nous avons trouvé cette disposition ; la hauteur des fosses nasales était peu considérable et la voûte palatine très-excavée du côté de la bouche. Pendant notre internat dans le service ophthalmologique de M. Panas, nous avons été frappé plus d'une fois de l'existence de cette conformation spéciale ; c'est chez les sujets

(1) Additions au Manuel de méd. opér. de Malgaigne, t. II, p. 186, 8e édition.

(2) Bulletins de la Société de chirurgie, 16 juillet 1873.

(3) Bulletins de la Société de chirurgie, 11 janvier 1860.

scrofuleux qu'on la rencontre, chez ceux qui présentent du côté des dents et de l'oreille les signes accompagnant la kératite d'Hutchinson.

Il faut toutefois s'empresser d'ajouter que chez les sujets atteints de polypes naso-pharyngiens, les choses ne se passent pas de même. Chez eux, les fosses nasales ent subi une dilatation plus ou moins notable qui facilite beaucoup les manœuvres opératoires. Aussi, répondant à Robert qui soutenait que la voie buccale et la voie faciale sont les seules applicables à l'éradication des polypes, M. Verneuil (1) faisait-il remarquer que la voie nasale peut donner un accès facile jusqu'au pharynx. Il citait à l'appui de son opinion Robertson, Dieffenbach, Seutin, Lenoir, Roux, Chassaignac, Borelli, qui ont pu se contenter d'incisions cutanées simples, parce que le second temps de l'opération préliminaire (destruction des os) avait déjà été réalisé par les progrès du mal.

Ainsi donc, il n'est pas douteux que la méthode nasale ne puisse, dans certains cas, donner une voie suffisante. Mais elle est passible d'un autre reproche ; elle ne permet pas de laisser une voie ouverte pour surveiller la récidive. Sans doute, on peut, à l'exemple de Chassaignac, maintenir béante l'ouverture nasale pendant quelques semaines ; mais, à un moment donné, force est bien de faire l'opération complémentaire pour restaurer la face. Or, comme le dit M. Verneuil, il faut qu'on puisse voir et surveiller l'implantation du pédicule au moins pendant un an, afin d'intervenir à travers la voie ouverte, s'il y a récidive.

Essayons maintenant d'appliquer à la voie palatine ce que nous venons de faire pour la méthode nasale, et demandons-nous quels avantages elle offre au double point

(1) Bulletins de la Société de chirurgie, 3 mai 1860.

de vue de l'accès facile jusqu'au pédicule du polype, et de la possibilité de surveiller la récidive.

Pratiquée d'après le procédé de Nélaton, c'est-à-dire avec une résection plus ou moins étendue de la voûte palatine, la méthode buccale permet d'arriver sur le polype par un chemin plus direct que la voie nasale. Pour s'en rendre compte, il suffit, après avoir fendu le voile du palais dans le sens vertical, de renverser fortement la tête en arrière. Dans cette position, on a devant les yeux la face antérieure de l'apophyse basilaire et c'est même ainsi, comme on le sait, que Nélaton a démontré la véritable implantation de ces polypes sur la base du crâne. Mais si l'on arrive aisément par cette voie sur le polype, c'est son extrémité inférieure que l'on découvre, et non son point d'implantation. Or, c'est là un réel désavantage; car, comme nous le disions en commençant, c'est le pédicule qu'il importe surtout d'atteindre.

Quant à la possibilité de surveiller la récidive, sous ce rapport, la méthode buccale a de grands avantages : elle permet de laisser la voie artificielle ouverte aussi longtemps qu'il sera nécessaire, et la réparation ultérieure ne sera pas pour cela compromise.

Par la méthode faciale, on a un accès facile non-seulement jusqu'au pédicule du polype, mais jusqu'à ses divers prolongements. Aucune des méthodes précédentes n'ouvre une voie aussi directe et aussi large. De plus, grâce à la perte de substance de la voûte palatine, on conserve la possibilité de surveiller le siége du mal, dans la crainte d'une récidive. Si donc on avait égard uniquement aux avantages opératoires, nul doute que la méthode faciale ne dût l'emporter à cet égard sur toutes les autres. Mais, en face des avantages, il faut placer les inconvénients, et la méthode faciale en présente de fort graves.

Tout d'abord elle constitue une opération longue et compliquée, elle ajoute un traumatisme grave à celui qui résulte de l'extirpation du polype lui-même, enfin elle laisse à sa suite une difformité sérieuse au point de vue de la forme, et au point de vue des fonctions de la mastication, de la déglutition et de la parole. Dès lors on comprend pourquoi, malgré ses avantages, cette méthode a été discutée, et même abandonnée complétement par certains chirurgiens.

Au double point de vue de la difformité et de la gravité opératoire, la méthode nasale doit être placée après la voie faciale ou maxillaire. Comme cette dernière, elle exige des délabrements osseux parfois assez étendus ; comme elle, elle laisse à sa suite des cicatrices apparentes sur la face. Chassaignac (1) reproche même au procédé d'Ollier de produire une déformation nasale d'aspect fort désagréable.

Aucun de ces inconvénients ne peut être reproché à la voie palatine ; pratiquée sur la ligne médiane, la section du voile du palais donne habituellement très-peu de sang ; la résection osseuse qui s'y joint ne constitue pas non plus une opération grave. Elle bénéficie d'un avantage inhérent à toutes les opérations pratiquées sur les muqueuses, c'est-à-dire qu'elle expose infiniment moins le malade aux lymphangites et aux érysipèles que les méthodes nécessitant des incisions cutanées. Elle amène, il est vrai, une difformité grave pour les fonctions de déglutition et de la parole ; mais cette difformité ne laisse rien d'apparent du côté de la face, et, de plus, le chirurgien qui l'a créée pourra plus tard la faire disparaitre par une opération complémentaire (staphylorrhaphie).

Ici s'arrête ce que nous avions à dire des avantages et

(1) Bulletins de la Société de chirurgie, 16 juillet 1873.

des inconvénients respectifs de chacune des méthodes. Ces considérations ne suffisent pas à asseoir notre jugement. Depuis quelques années, en effet, un nouvel élément s'est introduit dans la question. Il est emprunté, non plus à la médecine opératoire elle-même, mais à la clinique et à la physiologie pathologique, et il nous semble avoir, dans l'avenir, une énorme importance.

Après avoir été frappés des désordres causés par les polypes naso-pharyngiens, de leur fâcheuse tendance à repulluler, les chirurgiens, par un retour fréquent dans l'histoire des sciences médicales, se sont préoccupés davantage depuis quelque temps de la tendance qu'ont certaines de ces productions à demeurer stationnaires, et même à rétrograder spontanément.

Legouest (1), le premier, se fondant sur ce que les polypes naso-pharyngiens ont tendance à disparaître à une certaine époque de la vie, émit devant la Société de chirurgie, en 1865, l'opinion qu'on pouvait les traiter par des opérations palliatives jusqu'au moment où le sujet atteindrait l'âge de l'atrophie de ces tumeurs. L'année suivante, Velpeau (2) citait deux cas venant à l'appui de cette manière de voir. Depuis lors on a publié un certain nombre d'exemples de polypes tendant à s'atrophier spontanément, chez des sujets approchant de l'âge adulte. M. Gosselin (3) a consacré à ce sujet une de ses leçons cliniques. Enfin, en 1877, un cas de ce genre s'est présenté à M. Verneuil ; on en trouvera l'observation dans la thèse d'un de ses élèves, M. Samondès (4). Nous avons pu examiner ce malade dans

(1) Legouest. Gazette des hôpitaux, 1865, p. 579.

(2) Velpeau. Ibidem, 1866, p. 67.

(3) Gosselin. Clinique chirurgicale, t. I, p. 92.

(4) Louis Samondès. Du temps d'arrêt dans la marche des polypes naso-pharyngiens. Thèse de doct. Paris, 1878.

le service de notre maître. Il avait été opéré par M. Verneuil, en 1871, à Lariboisière, par la voie palatine. Il avait alors 18 ans. L'extirpation du polype avait été incomplète. Néanmoins, quand le malade revint, en 1877, au bout de six ans, la tumeur était atrophiée, et l'on ne trouvait plus que quelques fongosités siégeant surtout du côté gauche du pharynx.

L'âge du malade est donc une circonstance dont il importe de tenir le plus grand compte, et, à l'avenir. il est à désirer que ce renseignement soit consigné avec soin dans toutes les observations de polypes naso-pharyngiens. On pourra ainsi arriver à savoir si vraiment les récidives sont moins fréquentes à mesure qu'on approche de l'âge adulte, et si, dans un grand nombre de cas, il y a tendance à la guérison spontanée. La démonstration de ces faits devra, on le comprend, entraîner des déductions importantes pour la médecine opératoire. Elle permettra, en effet, de se contenter le plus souvent d'opérations palliatives. Au lieu de chercher à pratiquer l'éradication complète du polype, on aura recours soit au cautère actuel, soit à la galvano-caustique, on l'attaquera par les injections interstitielles, ou bien on pratiquera seulement l'arrachement des prolongements les plus gênants, dans l'espoir de voir le reste de la tumeur s'atrophier spontanément avec les progrès de l'âge.

A ce point de vue, il est bien évident que la préférence devra être accordée à la voie buccale. Elle n'entraîne point de déformation du côté de la face ; elle ouvre un chemin assez direct jusqu'au polype, enfin elle peut rester assez longtemps ouverte pour permettre de surveiller la marche de la tumeur, et d'en diriger le traitement, Elle a bien, comme nous l'avons dit, l'inconvénient de ne pas conduire jusqu'à l'insertion elle-même ; mais du moment où l'on ne recourt plus à des opérations radicales, l'objection perd la plus grande partie de sa valeur. Il n'est plus nécessaire d'atteindre le pédicule lui-même, il suffit de découvrir le néoplasme par sa face antérieure ou par sa face inférieure pour agir sur lui directement. Si donc les observations ultérieures confirment les chirurgiens dans la voie où ils tendent de plus en plus à entrer depuis quelque temps, on peut dire que la voie buccale ou palatine constitue bien véritablement la méthode de l'avenir.

Mais il existera toujours des cas où, même chez les sujets adultes de dix-huit à vingt ans, par exemple, la gravité des symptômes, l'imminence d'accidents redoutables, engageront le chirurgien à agir rapidement, et à ne pas se confier à des méthodes palliatives dont les résultats ne se jugent nécessairement qu'à longue échéance.

On emploiera donc des opérations préliminaires plus graves, mais capables de permettre une extirpation complète, et l'on aura recours à la voie nasale ou faciale,

Dans les cas où le polype proémine du côté des fosses nasales, quand il a largement dilaté ces cavités, et surtout quand il a en grande partie détruit leur squelette osseux, la voie nasale sera tout naturellement indiquée, et l'expérience a montré qu'elle donne d'excellents résultats. Mais quand le polype aura poussé des prolongements volumineux du côté de l'orbite, dans la fosse zygomatique, dans la fosse temporale, la voie nasale deviendra insuffisante. Il faut noter, en outre, que c'est surtout chez les très-jeunes sujets, chez les enfants que l'on aura recours à ces opérations radicales. Chez eux, en effet, la tumeur a encore tendance à augmenter de volume ; elle est, suivant l'expression de Velpeau dans la discussion à la Société de chirurgie (1866) dans *sa période de vitalité*. On a donc à craindre les récidives, et il faut s'efforcer de les éviter.

Pour cela on devra faire choix d'une méthode qui crée

une voie large et facile jusqu'au pédicule de la tumeur, et qui puisse rester longtemps ouverte. A ce double point de vue, la méthode faciale est celle qui présente le plus d'avantages.

En outre, plus le sujet est jeune, et plus la voie nasale perd de sa valeur. Chez les enfants, les fosses nasales sont en effet fort étroites, et pour peu que le polype ait des prolongements volumineux, elles ne sauraient fournir une voie suffisante. Cette dernière considération est encore un argument en faveur de la méthode faciale. Aussi voyons-nous qu'elle n'a point été proscrite par ceux-là mêmes qui se sont faits les plus ardents défenseurs de la méthode nasale. Chassaignac y a eu recours ; Ollier, de même, et si M. Heurtaux la croit très-exceptionnelle, si pour son compte il n'en a jamais fait usage, nous en trouvons l'explication dans les observations qu'il a bien voulu nous communiquer. Il n'a jamais eu affaire à des sujets en bas âge ; ses quatre malades avaient l'un quinze ans, l'autre dix-huit ; les deux derniers étaient des adultes de vingt-deux et de quarante-cinq ans. Enfin, dans ces quatre cas, il est expressément noté qu'il n'y avait aucun prolongement de la tumeur, en dehors des fosses nasales. On comprend donc que, dans ces faits, la voie nasale se soit montrée suffisante. Mais en présence de prolongements volumineux en dehors des cavités nasale et pharyngienne, chez un enfant dont le nez est fort étroit, la méthode faciale trouvera encore son application. Nous en citerons comme preuve le fait suivant que nous avons observé pendant notre internat dans le service de notre cher maître, M. le professeur Verneuil.

Observation VIII.

Polype naso-pharyngien. Opération par la méthode faciale. Guérison.

Digeon (Jules), âgé de 10 ans, entre à la Pitié dans le service de M. Verneuil, le 5 janvier 1877. Depuis le mois d'août dernier, on s'est aperçu que sa joue droite était augmentée de volume; à ce moment, la respiration n'était pas gênée; il n'y avait pas encore eu d'épistaxis. L'enfant quitta Paris pendant six semaines: à son retour, ses parents furent frappés des progrès de la difformité; peu de temps après, la gêne de la respiration commença à se manifester. A la fin d'octobre, une première épistaxis très-abondante se produisit. La nuit même de l'entrée du malade à l'hôpital, il y eut une nouvelle hémorrhagie.

Examen du malade. — Gonflement de la joue droite, occupant surtout la mâchoire supérieure. Par la bouche, on sent, à la face interne de la joue, une tumeur située en dehors du rebord alvéolaire supérieur droit; une autre tumeur occupe la région supérieure du pharynx, et ne permet pas de passer le doigt entre elle et le voile du palais. Il existe une dépression considérable de ce voile, surtout marquée du côté droit. L'implantation sur la base du crâne paraît donc se faire surtout à droite. L'air ne passe par aucune des deux narines. L'œil droit est plus saillant que le gauche. Il existe un prolongement de la tumeur au-dessus de l'apophyse zygomatique, dans la fosse temporale. La sensibilité de toutes les parties de la face est conservée.

Les progrès rapides de la tumeur, ses nombreux prolongements engagèrent M. Verneuil à avoir recours à la résection préalable du maxillaire supérieur. L'opération fut pratiquée le 25 janvier. Le polype mis largement à nu par l'ablation du maxillaire donna écoulement à une grande quantité de sang noir. La compression à l'aide d'une éponge portée sur la tumeur arrêta l'hémorrhagie. De fortes pinces courbes furent alors conduites jusque sur le pédicule. A deux reprises différentes, les pinces lâchèrent la tumeur; à une troisième tentative, le polype fut arraché. Mais à ce moment, on vit partir de l'angle inférieur et externe de la plaie profonde un flot de sang noir, et l'on put croire un instant que la source en était dans l'artère sphéno-palatine. Toutefois, le point d'où venait le sang était situé trop bas pour qu'on pût lui assigner une semblable origine. Un doigt porté dans la cavité reconnut un gros lobe du polype qui avait échappé à l'arrachement et qui donnait du sang. Ce lobe enlevé, l'hémorrhagie cessa. La respiration se faisait facilement; il n'y avait aucune menace, ni de suffocation, ni de syncope. La plaie fut suturée et l'enfant reporté dans son lit. Pendant la journée, il y eut une dépression profonde, la température tomba à 35°. Mais l'enfant se releva; dans les jours suivants, survint un peu d'érysipèle au voisinage de la plaie. Le malade triompha de ces divers accidents; il se rétablit assez promptement, et le 8 mars il quitta l'hôpital. Dernièrement, il a été revu par M. Verneuil (au commencement de janvier 1879), il reste bien portant, il n'y a pas jusqu'ici menace de récidive.

En résumé, dans ce cas, l'âge du malade, l'évolution rapide du polype, l'étendue de ses prolongements orbitaire, zygomatique et temporal, nécessitaient une opération radicale; une voie large était nécessaire, la méthode faciale pouvait seule la fournir. Le résultat paraît avoir été fort satisfaisant, puisque depuis deux ans, il n'y a pas eu récidive.

Ainsi donc, deux ordres de cas bien différents peuvent se présenter, au point de vue des indications opératoires. Dans les uns, le malade à déjà atteint l'âge adulte, de dix-huit à vingt-cinq ans, par exemple, la vitalité de la tumeur semble avoir diminué, il n'y a pas péril imminent, le chirurgien peut se contenter de moyens palliatifs (cautérisations, injections interstitielles, arrachement partiel). La voie palatine est alors la méthode d'élection.

Dans d'autres cas, le jeune âge du malade, le danger résultant de la marche rapide et des nombreux prolongements de la tumeur engagent le chirurgien à recourir à une opération radicale. Celle-ci devra être aussi complète que possible. La voie choisie sera donc large et permettra un accès facile jusqu'au pédicule de la tumeur sur lequel portera l'effort opératoire.

La méthode nasale sera suffisante dans un grand nombre de cas. Mais quand le polype aura poussé des prolongements nombreux en dehors des fosses nasales, quand le sujet sera très-jeune, et qu'on ne pourra pas compter sur un développement suffisant de la voie nasale, celle-ci devra être rejetée et on aura recours alors à la voie maxillaire ou faciale. Quelle que soit d'ailleurs la méthode qu'on emploie, du moment où l'on se propose de faire une opération radicale, et non-seulement palliative, il faudra choisir une opération large et non parcimonieuse.

L'expérience démontre en effet, que ces dernières sont funestes. Tout au plus, pourrait on conserver le plancher de l'orbite dans l'ablation du maxillaire supérieur, comme le veut Chassaignac, Quant au procédé qui consiste à conserver la voûte palatine et l'arcade dentaire, les exercices sur le cadavre, aussi bien que la lecture des observations publiées, nous ont démontré qu'il doit être absolument rejeté. Il donne une voie insuffisante ; il rend l'opération fort laborieuse, et ne permet qu'à grand peine de se rendre maître des hémorrhagies qui peuvent survenir.

Non-seulement on doit donner la préférence aux procédés larges sur les méthodes parcimonieuses ; mais l'on doit encore se proposer de conserver une voie pour surveiller la récidive, et éviter au malade les dangers d'une nouvelle opération. Ce dernier point de vue doit faire rejeter les résections temporaires (Chassaignac, Huguier) qui, après avoir été adoptées avec faveur, sont aujourd'hui délaissées. Dans la discussion de 1860 à la Société de chirurgie, M. Verneuil, s'en montrait partisan ; mais, dans la clinique qu'il fit en 1877 à propos du cas que nous avons rapporté, il déclara que l'expérience l'avait conduit à y renoncer.

3° *Opérations préliminaires dans les cas d'opérations à pratiquer sur la cavité buccale.* — 1° *Opérations préliminaires applicables à l'extirpation des tumeurs de la langue.* — Deux considérations conduisent le chirurgien à recourir aux opérations préliminaires dans l'extirpation des tumeurs de la langue et du plancher de la bouche : 1° la crainte de l'hémorrhagie : d'où les ligatures préventives de l'artère linguale, 2° la nécessité d'une voie suffisamment large pour atteindre d'une manière certaine les limites du mal. Depuis l'usage de l'écraseur, du galvano-cautère, du thermo-cautère, la ligature préventive a des indications plus restreintes ; elle en a encore cependant.

Quant aux opérations ayant pour but de créer une voie suffisante, elles portent soit sur la joue, soit sur le maxillaire inférieur, soit sur les parties molles de la région sus-hyoïdienne.

La section de la joue faite suivant le procédé de Maisonneuve n'a pas grande valeur comme opération préliminaire à l'extirpation des tumeurs de la langue. En effet, grâce à l'écraseur, les cas dans lesquels elle donnerait une voie suffisante peuvent être opérés par les voies naturelles. Quand il s'agit d'opérer sur la base de la langue, ou bien encore sur le plancher de la bouche, cette méthode devient insuffisante. Il faut alors avoir recours à la section du maxillaire inférieur, ou à l'opération par la voie sus-hyoïdienne. Dans ces cas, nonseulement on a besoin de se créer un chemin artificiel, mais on doit se mettre en garde contre l'hémorrhagie, que l'écraseur lui-même ne suffit pas toujours à prévenir. Le fait est signalé par Bouisson dans l'article Langue, du dictionnaire encyclopédique. Il ressort de la statistique d'Otto Just. Dans un travail sur l'extirpation de la langue, Weichselbaum (1) rejette l'écrasement

(1) Wiener med. Wochens., 1873, p. 955.

linéaire et la méthode galvanocaustique, comme ne prévenant pas toujours l'hémorrhagie ; il rejette aussi la section du maxillaire inférieur à cause de ses suites et des difficultés qu'elle laisse subsister pour l'opération principale. Il donne la préférence à la ligature préalable de l'artère linguale dont il rapporte quatre cas, ou bien au procédé de Billroth dont nous parlerons tout à l'heure. Nous-même nous avons vu des cas d'hémorrhagie à la suite de l'extirpation de la langue à l'aide de l'écraseur. Dans le premier cas, on avait eu recours à la section médiane du maxillaire inférieur ; puis, on avait pratiqué avec une sage lenteur l'écrasement linéaire de la base de la langue. Néanmoins il y eut une hémorrhagie, peu abondante il est vrai, par l'une des artères linguales. Nous aidions Letenneur dans cette opération, et nous dûmes pratiquer la ligature des deux artères linguales dans la plaie.

Le deuxième fait, nous l'avons observé dans le service de notre maître, M. Verneuil, en 1877. Il s'agissait d'un homme d'une cinquantaine d'années, qui présentait un épithélioma envahissant la plus grande partie de la langue. Néanmoins celle-ci conservait sa mobilité ; le plancher de la bouche était intact. L'opération fut faite de la façon suivante : une voie préliminaire fut ouverte à la région sus-hyoïdienne ; on tomba dans l'interstice séparant les deux génioglosses, et par là, sur la base de la langue qui fut comprise dans une chaîne d'écraseur. La section fut faite à raison d'un demi-cran de la chaîne par trente secondes ; vers les derniers crans, un peu de sang commença à suinter par la région sus-hyoïdienne. A peine le dernier coup de chaîne fut-il donné, que le malade rendit des flots de sang noir par la bouche. La langue fut saisie avec une érigne ; mais il fut impossible, au milieu du sang et de la gêne respiratoire, de lier l'artère linguale. Enfin, deux pinces hémostatiques placées sur le tronçon de la langue arrêtèrent l'hémorrhagie. En même temps, la respiration devenait de plus en plus embarrassée, l'asphyxie se prononçait, les battements du cœur continuant. On pratiqua la respiration artificielle et la flagellation de l'épigastre; enfin la respiration se rétablit avec son rhythme à peu près normal. Dans la crainte de voir les pinces se détacher et l'hémorrhagie se reproduire, on fit la ligature des deux artères linguales. La respiration continuait, mais la face restait violacée, turgide; le malade reporté dans son lit ne reprit pas complétement connaissance, et deux heures environ après l'opération, il s'éteignit. L'autopsie ne put être faite, la famille s'y étant opposée.

Ces faits et les assertions des auteurs que nous avons cités sont de nature à engager le chirurgien à avoir recours aux opérations préliminaires permettant de prévenir ou de combattre efficacement l'hémorrhagie, quand il opère sur la base de la langue. Cette nécessité s'impose encore à lui, quand il porte son action sur le plancher de la bouche.

Les incisions par la région sus-hyoïdienne sont insuffisantes, puisqu'elles permettent seulement le passage d'une ligature ou d'une chaîne d'écraseur; elles ne donnent pas une voie suffisante pour la ligature des artères.

Le chirurgien aura donc à choisir entre deux méthodes; la section du maxillaire inférieur, ou l'ouverture d'une large voie par l'incision des parties molles de la région sus-hyoïdienne (procédés de Regnoli et de Billroth).

La section du maxillaire inférieur a été employée un grand nombre de fois. A ces faits nous pouvons ajouter le cas de Letenneur, dont nous avons parlé tout à l'heure, et un autre du service de M. le professeur Richet, qui nous a été communiqué par notre excellent ami le Dr Maunoury (de Chartres). Il s'agissait d'une hypertrophie glandulaire des glandes sous-maxillaire et sub-linguale du côté droit. L'ablation en fut pratiquée après section du maxillaire inférieur. Il est dit dans l'observation que, pendant toute la durée de l'opération, les deux moitiés du maxillaire furent écartées, et offrirent une voie très-large aux instruments.

Bien qu'elle ait été employée dans certains cas avec avantage, cette section du maxillaire inférieur a de grands inconvénients. D'abord elle complique beaucoup l'opération. Dans un cas de M. Tillaux (1), il est noté qu'il a fallu un temps assez long pour sectionner le maxillaire à cause de son épaisseur plus considérable que d'habitude et de son éburnation. Nous-même, répétant cette opération sur le cadavre, nous avons rencontré un maxillaire exceptionellement épais, et mesurant 5 centimètres de hauteur de son bord inférieur à la partie libre des dents. La section sur le vivant eût été certainement très–laborieuse. Cette section ajoute beaucoup à la gêne de l'opéré ; il est même arrivé une fois, dans un cas de M. Richet, que la consolidation a fait totalement défaut.

L'opération de Billroth nous semble préférable. Nous l'avons vue employée avec avantage par M. Verneuil dans un cas d'extirpation de la glande sub–linguale,

Observation IX.

Epithélioma de la glande sublinguale du côté droit. Extirpation par la région sus-hyoïdienne, d'après le procédé de Billroth.

Il s'agissait d'un homme d'une cinquantaine d'années entré dans le service de M. Verneuil dans les derniers jours de 1876. Cet homme présentait une tuméfaction dure de la glande sublinguale du côté droit qui fut jugée d'origine épithéliale. Le 5 janvier 1877; l'opération

(1) Voyez thèse de Capmas, déjà citée, p. 54.

fut faite par le procédé de Billroth, en taillant à la région sushyoïdienne un lambeau convexe en avant, parallèle au bord de la mâchoire inférieure. On eut à découvrir le peaucier, le digastrique, le mylo-hyoïdien, le génio-hyoïdien et le génio-glosse, qui furent détachés à leurs insertions maxillaires. La muqueuse buccale fut incisée, la langue tirée au dehors, et, sur sa face inférieure mise à nu, on put opérer à l'aise, le sang n'entrant pas dans la bouche. La dissection profonde fut faite au thermocautère. La réunion fut opérée seulement sur la ligne médiane : des drains furent placés dans les angles de la plaie. La guérison s'obtint sans accidents ; de nombreuses eschares furent éliminées par la plaie. Il en résulta une soudure de la langue au plancher de la bouche très-gênante pour la phonation.

Au lieu de lier les artères linguales seulement après l'ouverture de la cavité buccale et la dissection préalable de la région sus-hyoïdienne, il nous semble préférable de commencer par là. La recherche des vaisseaux est ainsi rendue plus facile, parce qu'on se guide sur les points de repère classiques pour la ligature. Nous avons donc répété l'opération sur le cadavre de la façon suivante qui nous a paru ne pas présenter de grandes difficultés. Nous allons d'abord à la recherche des deux artères linguales au-dessus de la grande corne de l'os hyoïde, puis nous unissons les deux plaies latérales qui nous ont servi à la ligature par une incision courbe parallèle au bord inférieur du maxillaire. Nous obtenons ainsi un lambeau dont les contours mesurent environ 12 centimètres et qui permet une extirpation facile de la langue et des glandes sublinguales dans leur totalité. Il est évident que si, au lieu de pratiquer l'extirpation totale de la langue, il s'agissait d'opérer sur le plancher de la bouche d'un seul côté, on se contenterait de la ligature d'une seule artère linguale. Ce procédé donne plus de jour que la section du maxillaire inférieur. L'écartement des deux fragments de l'os après cette section ne nous a jamais paru pouvoir dépasser 4 à 5 centimètres, tandis qu'en unissant par une ligne droite les deux angles de l'incision sus-hyoïdienne dans le procédé de Billroth, on obtient une voie mesurant 7 centimètres 1[2 à 8 centimètres de largeur.

En résumé, dans la majorité des cas, l'emploi des moyens hémostatiques, écrasement linéaire, galvano, thermocautère, rendra inutiles les opérations préliminaires. Mais quand il s'agit d'opérer sur la base de la langue, ou sur le plancher de la bouche, la crainte d'une hémorrhagie difficile à arrêter à une si grande profondeur, la nécessité de s'ouvrir un chemin pour aborder facilement le mal obligent le chirurgien à recourir à des opérations préalables. La méthode de Billroth nous semble devoir être alors préférée. Elle n'a pas les inconvénients de la section du maxillaire; elle ouvre une voie plus large que celle-ci. Enfin, en permettant la ligature préalable des deux artères linguales, elle nous paraît réaliser les deux conditions que doit réunir dans les cas de ce genre une opération préliminaire; c'est-à-dire prévenir l'effusion du sang, et faciliter l'accomplissement de l'acte opératoire fondamental.

2° *Opérations préliminaires dans les cas d'extirpation de tumeurs des joues.* — Comme le faisait remarquer notre maître M. Verneuil (1), il est assez étonnant que l'on ne trouve pas de procédés opératoires décrits pour l'ablation des tumeurs des joues, car l'extirpation de ces tumeurs est beaucoup plus difficile que certaines autres pour lesquelles il existe des procédés opératoires réguliers. Quand la tumeur occupe toute l'épaisseur de la joue, on l'enlève largement en comprenant dans l'incision tous les tissus constituant la région génienne. C'est ce qui a dû être fait chez

(1) Clinique inédite du 5 mars 1877.

un malade du service de M. Verneuil qui présentait un épithélioma ayant perforé la joue droite. Mais quand la tumeur occupe seulement la face interne de la joue, quand les téguments sont sains, il peut devenir utile de recourir à une opération préliminaire. Celle-ci consistera dans l'incision génienne dont nous avons déjà parlé.

Elle ne nous a pas paru offrir un grand avantage pour l'extirpation des tumeurs de la langue, mais dans le cas qui nous occupe, elle possède une réelle valeur. On peut lui reprocher d'exposer à couper le canal de Sténon, de comprendre nécessairement certains filets du facial. Cette dernière objection n'a pas grande portée, car la paralysie est très-limitée, et n'est pas persistante. Quant au canal de Sténon, pour l'éviter, il suffit de diriger son incision obliquement en haut de la commissure des lèvres vers la tubérosité malaire, on lui donne quatre ou cinq centimètres de longueur, et l'on obtient un lambeau à convexité inférieure qu'on peut rejeter sur les côtés du nez. On évite ainsi le canal de Sténon qui va du tragus à la commissure des lèvres, et qui reste au-dessous de l'incision.

Sans doute cette incision a l'inconvénient de laisser une cicatrice indélébile sur la face. Mais, suivant la remarque de M. Verneuil, à propos d'un malade dont nous allons brièvement rapporter l'histoire, il faut proportionner la gravité des moyens à la gravité du mal. Toutes les objections précédentes ont donc peu de valeur en présence des avantages considérables que fournit l'incision préalable de la joue.

L'application de ces principes a été faite par M. Verneuil au cas suivant :

Observation X.

Epithélioma de la face profonde de la joue. Ablation après incision préalable de la région génienne.

Il s'agissait d'un homme de 50 ans environ, qui présentait un épithéliome de la longueur d'une pièce de un franc environ sur la muqueuse de la joue droite, empiétant un peu sur les gencives des molaires supérieures droites, passant en arrière de la deuxième molaire et gagnant dans une petite étendue la face antérieure du voile du palais. Une incision fut faite à la joue d'après le procédé que nous venons d'indiquer. Après avoir sectionné la peau, pour éviter l'entrée du sang dans la bouche, on lia la faciale et la transverse de la face, on renversa le lambeau en dedans et on dédoubla l'épaisseur de la joue. Il n'y eut plus ensuite qu'à inciser la muqueuse isolée et à la détacher avec la tumeur qu'elle portait. Les adhérences profondes du voile du palais furent disséquées avec le thermocautère. L'extirpation fut rapide et complète : l'hémostase se fit facilement. Le lambeau ne fut point recousu immédiatement ; un seul point de suture fut placé au niveau de la commissure. Dans les jours qui suivirent, on put soulever de nouveau la joue, s'assurer qu'il n'y avait rien de suspect dans la plaie et procéder alors à l'affrontement exact du lambeau.

Ainsi donc l'opération préliminaire a consisté ici dans une incision préalable de la joue, puis dans le dédoublement de la muqueuse d'une part, et des parties molles constituantes de la région génienne, d'autre part.

Nous rapprocherons de ce fait une observation tout à fait analogue qui nous a été communiquée par notre ami, le Dr Maunoury.

Observation XI.

Epithélioma occupant la face profonde de la joue et empiétant sur le voile du palais. Extirpation à l'aide d'une opération préliminaire.

Madame S..., âgée de 64 ans, est atteinte d'un large épithélioma situé au fond du vestibule de la bouche, entre les deux mâchoires du côté droit. Il s'étend à tout l'intervalle qui sépare l'extrémité postérieure des deux arcades alvéolaires, occupe la partie voisine de la muqueuse palatine, l'extrémité postérieure de l'arcade alvéolaire supérieure, suit le bord antérieur de la branche du maxillaire inférieur sans arriver jusqu'au bord alvéolaire de cet os; enfin, il a également envahi la muqueuse de la joue sur une étendue large à peu près comme une pièce de 5 francs, et forme là une tumeur aplatie, à bords saillants, bien limités.

Pas d'engorgement ganglionnaire, constriction notable des mâchoires. « L'opération est décidée, et nous y procédons, dit M. Maunoury, le 6 septembre 1878.

« Il ne fallait pas songer à enlever la tumeur par l'ouverture buccale, en supposant même que la tumeur fût peu volumineuse et facile à détacher, la constriction des mâchoires qui s'opposait à l'introduction non-seulement d'instruments, mais même du doigt, rendait absolument nécessaire la création d'une voie artificielle. Pour cela, deux incisions étaient possibles; 1° l'une allant horizontalement de la commissure droite de la bouche à la branche du maxillaire inférieure et intéressant les fibres les plus antérieures du masséter; 2° l'autre formée de deux incisions, la première descendant obliquement de la commissure de la bouche au bord inférieur du corps du maxillaire; la seconde partant de cette première incision et suivant le bord du maxillaire jusqu'à son angle. Ces deux procédés ménageaient également les filets nerveux et les vaisseaux; ils donnaient à peu près autant de jour. Le second procédé avait l'inconvénient de dénuder la face externe du maxillaire. Toutefois nous le choisîmes à cause de la raison plastique, la cicatrice qui devait en résulter étant évidemment moins disgrâcieuse qu'une cicatrice prolongeant la fente buccale.

« L'opération fut faite de la manière suivante : La malade étant chloroformée, je fis une incision allant un peu obliquement de la commissure droite de la bouche au bord inférieur de la mâchoire, et se coudant là pour suivre ce bord jusqu'à l'angle du maxillaire. Ce lambeau fut séparé de la face externe du maxillaire et relevé; puis, je circonscrivis avec le thermocautère la tumeur ou du moins la partie adhérente à l'os. Je traçai pour cela avec cet instrument un sillon passant sur la face externe de la base du rebord alvéolaire, puis au niveau de la deuxième grosse molaire, et enfin sur la voûte palatine en dedans des limites de la tumeur. Cela fait, avec une forte pince coupante, je fis sauter la portion du maxillaire supérieur ainsi circonscrite, à laquelle adhérait la tumeur. Je procédai alors à l'ablation de la portion de la tumeur intermédiaire aux deux maxillaires. Je dus pour cela raser la partie la plus antérieure de la face interne de la branche du maxillaire inférieur, et enlever une grande partie du ptérygoïdien interne qui était assez profondément envahi. La dernière portion de la tumeur, celle qui occupait la joue, fut enlevée, partie avec les ciseaux, partie avec le bistouri. »

Comme nous le disions, ces deux faits présentent entre eux une grande analogie. Ils sont fort intéressants et nous y avons insisté, car nos traités de médecine opératoire restent muets au sujet de l'extirpation des tumeurs de la joue. Cependant ces cas ne doivent pas être rares, et il est probable que chaque chirurgien pourrait en citer plusieurs tirés de sa pratique. L'opération préliminaire à laquelle a eu recours notre ami Maunoury, consistant en deux incisions, l'une oblique en bas et en dehors, allant de la commissure au bord inférieur du maxillaire, l'autre partant de celle-ci et suivant le bord de l'os, est beaucoup plus compliquée que l'incision génienne unique de Maisonneuve. De plus elle a, comme il le dit lui-même, l'inconvénient de découvrir largement la face externe de l'os ; enfin, elle nous semble donner beaucoup moins de jour que le procédé suivi par M. Verneuil dans le cas que nous avons rapporté.

Ainsi donc, toutes les fois qu'une tumeur occupant la face profonde de la joue est trop éloignée de l'orifice buccal pour que le chirurgien puisse compter sur une hémostase facile et sur une extirpation complète, en opérant par l'intérieur de la bouche, il devra recourir à une opération préliminaire. Celle-ci consistera dans l'incision génienne, faite obliquement en haut de la commissure à la tubérosité de l'os malaire, sur une étendue de 4 à 5 centimètres. Par ce procédé, on évite la section du canal de Sténon. La lésion de quelques filets du facial est sans importance. Quant à la déformation produite par la cicatrice, elle n'est pas à prendre en considération, car, suivant la remarque de notre maître, M. Verneuil, ce qu'il faut dans les cas de ce genre, c'est proportionner la gravité des moyens à la gravité du mal, dût-il même en résulter une difformité.

4° *Opérations préliminaires pour l'ablation des tumeurs de l'orbite.* — Nous avons signalé les trois voies préliminaires auxquelles peut recourir le chirurgien, soit qu'il s'agisse d'extirper la glande lacrymale seulement, ou bien une tumeur de l'orbite. Tous ces procédés ont comme inconvénient commun de nécessiter une incision des téguments de la face. Toutefois, c'est là un inconvénient minime ; dans le procédé d'Acrel, l'incision parallèle aux plis de la paupière se trouve cachée dans l'intervalle de ces plis. Le débridement de la commissure externe, d'après le procédé de Velpeau, ne laisse pas non plus une cicatrice bien apparente, ainsi que nous avons pu souvent nous en convaincre chez des malades auxquels notre maître, M. Panas, avait pratiqué ce débridement de la commissure pour remédier à des granulations conjonctivales. Mais, des trois procédés, c'est celui de Halpin qui a l'avantage au point de vue de la forme, puisqu'après la cicatrisation, l'incision se trouve cachée dans l'épaisseur du sourcil. C'est donc lui qui nous semble mériter la préférence pour l'extirpation simple de la glande lacrymale, opération qui ne doit avoir que bien rarement son application. Un danger de ce procédé, c'est que l'incision se trouvant placée à la partie supérieure est mal disposée pour l'écoulement des liquides. Il faudra donc se mettre en garde contre cet écueil qui, dans un fait de Desmarres, a déterminé la perte de l'œil. Il nous a semblé aussi, en répétant cette opération sur le cadavre, que, disséquant de haut en bas, on était plus exposé que dans les autres procédés à pénétrer entre le périoste de la voûte orbitaire et le tissu adipeux de l'orbite. On comprend qu'il faut s'efforcer d'éviter d'ouvrir la loge aponévrotique de l'orbite, ce qui prédisposerait encore au phlegmon de cette cavité.

Le procédé de Velpeau présente l'inconvénient d'intéresser la conjonctive et d'exiger une dissection longue et minutieuse de cette membrane. D'ailleurs, ni l'une ni l'autre des voies précédentes ne donnerait un champ opératoire suffisant s'il s'agissait d'une tumeur un peu volumineuse de l'orbite. Nous pensons que, dans les faits de ce genre, il vaudra mieux recourir à l'incision de la paupière elle-même par le procédé d'Acrel. Cette incision pourra d'ailleurs être prolongée en contournant la commissure externe des paupières; on pourra faire tomber sur elle une incision oblique dans le sens de la tubérosité malaire, ainsi que l'a fait notre maître, M. Guyon, dans un cas que nous allons rapporter ici.

Observation XII.

Tumeur de l'orbite du côté droit. Extirpation après incision préliminaire de la paupière supérieure.

Le nommé Guillard (André), âgé de 35 ans, entre le 12 octobre 1875, dans le service de M. Guyon, à l'hôpital Necker. Il s'est aperçu pour la première fois de la tumeur il y a trois ans. Au début elle était située à la partie interne de l'arcade orbitaire, à peu près au niveau de l'échancrure sus-orbitaire. Elle avait la grosseur d'un petit pois, et était tout à fait adhérente à l'os. Elle ne s'est pas beaucoup développée pendant la première année, et le malade n'en ressentait aucune gêne. C'est surtout depuis deux ans que la tumeur a commencé à grossir; elle s'est étendue peu à peu en dehors, et a atteint son volume actuel depuis onze mois. A ce moment le malade a commencé à souffrir. Les douleurs sont devenues très-fortes depuis six mois, la nuit principalement. Elles revêtent la forme d'élancements qui s'irradient dans le front, dans la région temporale, et même jusque vers l'occiput. L'œil est abaissé, la paupière supérieure tombante, mais non paralysée. La pupille est parfaitement contractile ; tous les mouvements du globe oculaire sont intacts ; la vision est conservée. A aucun moment, il n'y a eu de diplopie, il n'y a pas non plus d'épiphora. L'arcade orbitaire du côté droit se trouve sur un plan antérieur à celle du côté gauche. Elle est également plus épaisse, surtout au niveau de l'apophyse orbitaire externe. Il y a là un gonflement de l'os s'étendant aux deux tiers externes de la région surcilière, et dans la région temporale, à un travers de doigt au moins au-dessus du sourcil, La tumeur a le volume d'une grosse noix; elle est très-dure, mamelonnée, avec de nombreuses aspérités. Elle occupe la paupière supérieure dans les deux tiers externes, la commissure palpébrale en dehors, contourne l'orbite de ce côté et gagne même le côté externe de la paupière inférieure. Quoiqu'elle soit très-dure, elle semble cependant se déprimer un peu sous le doigt et avoir quelques mouvements obscurs de latéralité. La santé générale du malade est toujours restée bonne.

Le diagnostic étant incertain, M. Guyon présente le malade à la Société de chirurgie, le mercredi 27 octobre, pour avoir l'opinion de ses collègues. M. Panas pense qu'il s'agit d'un ostéo-chondrome, il ne se prononce pas d'une manière absolue au sujet de la possibilité d'une opération. Il conseille, en tout cas, de recourir à un moyen de diagnostic qui lui a été une fois très-utile en pareil cas. Il introduisit dans la tumeur une aiguille à acupuncture, et, d'après la profondeur à laquelle elle pénétra, il jugea qu'il y avait communication avec la boîte crânienne, et, par conséquent, s'abstint de toute opération. — Pour M. Maurice Perrin, la tumeur est un sarcome fibreux, il conseille de ne pas y toucher. M. Després diagnostique une exostose et, se prononce en faveur de l'opération.

Le jeudi matin 28 octobre, selon le conseil de M. Panas, M. Guyon plonge dans deux points différents de la tumeur une aiguille à acupuncture qui est arrêtée à 1 centimètre et demi environ sur un plan dur et résistant qui semble bien correspondre à la paroi orbitaire supérieure. Le malade ne ressent aucun effet fâcheux de la piqûre. L'opération qu'il demande avec insistance est pratiquée le 28 novembre.

Le malade étant chloroformé, une incision est pratiquée dans l'épaisseur de la paupière supérieure, parallèlement au sourcil; elle contourne le côté externe de l'orbite, et s'étend à la paupière inférieure jusqu'à l'union de son tiers interne avec ses deux tiers externes. Pour donner du jour, on fait tomber sur l'incision elliptique ainsi délimitée une incision oblique de 3 centimètres environ de longueur, se dirigeant vers la région malaire. La tumeur est ainsi mise à découvert, à l'aide de la rugine elle est détachée du rebord orbitaire et mobilisée. Pour l'enlever plus facilement, on la sectionne horizontalement au niveau de l'angle externe de l'orbite; la moitié inférieure est enlevée facilement. Quant à la moitié supérieure, on est obligé de la détacher avec la rugine de la paroi orbitaire supérieure. Elle adhère intimement en bas au cul-de-sac conjonctival supérieur, qui est d'une minceur extrême. Aussi ne peut-on l'en isoler qu'en laissant quelques parcelles de la tumeur adhérentes au cul-de-sac de la conjonctive; celui-ci reste intact et n'est point perforé. La tumeur envoie également des prolongements vers le sommet de l'orbite entre les muscles de l'œil. Ceux-ci ne peuvent être enlevés, car il faudrait, pour cela, vider la cavité orbitaire, et le malade n'a pas été prévenu de cette éventualité. — Le lambeau est remis en place et fixé à l'aide de fils d'argent.

Le 18 novembre, les fils furent enlevés ; à part un œdème persistant des paupières, la cicatrisation fut obtenue sans incidents.

Si nous avons rapporté cette observation avec quelques détails, c'est d'abord à cause de l'intérêt qui s'attache à l'opération préliminaire employée dans ce cas par M. Guyon. L'incision elliptique de la paupière supérieure contournant la commissure externe, élargie par un débridement vers la région malaire, pourra être fort utilement employée dans des cas de ce genre. Elle a créé une voie très-suffisante pour l'opération et n'a pas donné lieu à une difformité choquante.

La nature de la tumeur nous paraît aussi digne d'intérêt. L'examen histologique nous a démontré qu'il s'agissait ici d'un sarcome composé en partie d'éléments fusiformes, en partie d'éléments nucléaires ayant pris sans doute son point de départ dans le périoste de l'orbite, puisque dès le début la tumeur était immobile.

Enfin, nous voulons insister ici sur un dernier point, bien qu'il ne se rapporte pas à notre sujet. C'est le moyen d'exploration, consistant à enfoncer une aiguille dans l'épaisseur du néoplasme, pour se renseigner sur l'état de la voûte orbitaire. Ce moyen paraît être d'une grande bénignité et notre maître M. Panas nous a dit en avoir tiré un précieux secours.

5° *Opérations préliminaires applicables aux néoplasmes et aux corps étrangers de l'oreille.* — Nous avons vu que ces opérations sont de deux sortes, les unes consistant dans une incision du pavillon de l'oreille, les autres détachant ce pavillon à ses insertions sur l'os, pour créer une voie artificielle.

Nous avons répété sur le cadavre le procédé employé par M. Verneuil, et consistant à fendre le lobule de l'oreille entre le tragus et l'antitragus, et le procédé de Velpeau qui incisa transversalement le pavillon de l'oreille en arrière. Ces deux procédés nous ont paru donner à peu près autant de jour et, par conséquent, présenter à peu près les mêmes avantages. On aura recours à l'un ou à l'autre, suivant le point occupé par la tumeur à enlever. Toutefois, il est bien évident que le procédé de Velpeau cause plus de dégâts et laisse une plus grande difformité que celui qui a été suivi par M. Verneuil dans le fait que nous avons rapporté. C'est donc à ce dernier que nous donnerons la préférence quand le choix sera possible.

Quant à l'incision en demi-lune pratiquée derrière la conque et conseillée par Paul d'Egine, pour faciliter l'extraction des corps étrangers, nous avons vu combien les auteurs étaient divisés sur sa valeur. Pour nous rendre compte de son importance, nous avons fait quelques expériences sur le cadavre. Nous avons pu, par ce procédé, enlever des corps étrangers introduits profondément dans le conduit auditif; mais, d'autres fois, l'extraction a été très-difficile ou même tout à fait impossible. Cette méthode ne nous paraît donc pas avoir une très-grande valeur. Elle présenterait surtout de l'avantage dans les cas où le corps étranger n'a pas pénétré jusqu'au fond du conduit. Son volume l'ayant empêché d'aller plus loin, met obstacle également à la pénétration des instruments destinés à l'extraire. Dans ces cas, à l'aide d'une incision pratiquée derrière la conque, on pourrait introduire un instrument destiné à accrocher d'arrière en avant le corps étranger et à l'amener au dehors. Mais ces faits sont de beaucoup les plus rares. Le plus souvent, le corps étranger a pénétré jusqu'au fond du conduit auditif, et c'est sa forme arrondie, la profondeur à laquelle il se trouve situé qui mettent obstacle à son extraction. Par là, l'opération préliminaire dont nous nous occupons en ce moment perd une grande partie de sa valeur.

Quant à savoir s'il vaut mieux pénétrer par la partie postérieure de la conque comme le conseille Paul d'Egine, ou par la partie supérieure comme le veut Troltsch, le premier procédé nous semble de beaucoup préférable. En opérant par la partie postérieure, nous avons pu pénétrer dans le conduit auditif, à 1 centimètre et demi et même à 2 centimètres de la naissance de l'hélix, tandis qu'en suivant la partie supérieure de la conque nous n'avons pu pénétrer à plus de 1 centimètre de profondeur. En outre, pratiquée par ce dernier procédé, l'opération nous a paru beaucoup plus longue et plus difficile.

En résumé, nous donnons donc la préférence au procédé primitif, tel qu'il a été indiqué par Paul d'Egine ; nous pensons qu'on pourrait y avoir recours dans les cas d'extraction très-difficile de corps étrangers de l'oreille, mais sans fonder un grand espoir sur son emploi.

6° *Opérations préliminaires dans les cas de néoplasmes ou de corps étrangers du conduit laryngo-trachéal et de l'œsophage.* — Ici, le parallèle est à faire entre les opérations par les voies naturelles et par les voies artificielles ; ce sera donc à ce propos que nous y reviendrons. Mais lorsqu'on aura décidé d'employer une opération préliminaire pour l'extraction d'un corps étranger des voies aériennes, par exemple, à quel procédé faut-il s'adresser ? Tous les chirurgiens sont d'accord pour reconnaître qu'il faut opérer le plus bas possible et, par conséquent, avoir recours à la trachéotomie. Si, en opérant ainsi, on se trouve au-dessous du corps étranger, on peut le retirer avec une pince introduite de bas en haut par la plaie trachéale ; de plus, on met le malade à l'abri de l'asphyxie.

Quant à l'extirpation des polypes du larynx, lorsqu'on se décidera à créer une voie artificielle, on pourra imiter Follin, et pratiquer la laryngotomie sous-hyoïdienne (section de la membrane thyro-hyoïdienne) si le polype est placé très-haut ; s'il est situé très-bas, on pourra l'atteindre par une ouverture faite aux premiers anneaux de la trachée et à la membrane crico-trachéale. La section du cartilage thyroïde doit être rejetée à moins d'absolue nécessité, car elle expose à blesser les cordes vocales et à compromettre la phonation. Le même reproche n'est pas applicable à la crico-trachéotomie. Nous avons vu un malade opéré par ce procédé dans le service de notre maître M. Panas, et chez lui la voix ne présentait pas la moindre altération. Ce procédé serait d'autant plus avantageux dans le cas d'ablation de polype du larynx qu'il rapprocherait le chirurgien des cordes vocales, c'est-à-dire du point d'implantation du polype.

On a reproché à la crico-trachéotomie d'exposer à la section de l'artère crico-thyroïdienne, et l'on sait que Roux perdit un malade à la suite de la blessure de cette artère et de la pénétration du sang dans les voies aériennes. Toutefois, disons avec Malgaigne qu'il est permis de s'étonner de ce résultat, l'artère étant très-petite et rien n'étant plus facile que de la lier avant de diviser la membrane crico-thyroïdienne. La crico-trachéotomie n'expose pas à la blessure des cordes vocales comme la thyrotomie. Cette dernière doit être réservée pour les cas, d'ailleurs très-rares, où le polype est placé dans le ventricule de Morgagni.

Nous devons dire que, pour le professeur Navratil, de Bude (1), la laryngotomie ne mériterait pas le reproche qu'on lui a fait d'entraîner une aphonie persistante. L'auteur réserve la laryngotomie pour les cas où il y a indication à enlever la tumeur rapidement, ou lorsque celle-ci a un volume considérable. Sur 26 cas, il a employé 12 fois la laryngotomie, avec ou sans trachéotomie, 14 fois l'ablation par la bouche. On a accusé, dit-il, la laryngotomie de causer une aphonie persistante ; à cette objection, il répond que, dans les cas qu'il a observés, il a toujours vu la voix se rétablir et même, dans deux cas, le chant redevint possible.

Pratiquée pour extraire des corps étrangers de l'œsophage, l'œsophagotomie externe a donné généralement de bons résultats. Dans ces dernières années, M. Cazin (de Boulogne), a publié un cas de ce genre plein du plus haut intérêt (2). Il s'agissait d'un homme qui avait avalé un os de bœuf assez volumineux. Un médecin avait essayé de le refouler sans pouvoir lui faire dépasser le niveau de la fourchette sternale ; les douleurs étaient devenues intolérables, la respiration extrêmement difficile, la voix altérée, et l'état était d'autant plus grave que le corps thyroïde était hypertrophié.

Cazin atteignit l'œsophage de dehors en dedans, l'ouvrit et chercha en vain à extraire le corps étranger avec une pince à polypes. Se souvenant alors d'un procédé employé par Velpeau pour retirer du vagin un verre brisé, il passa

(1) Contribution à l'étude des tumeurs du larynx, par le professeur Navratil, de Bude. Wiener medic. Wochens., p. 145, 1874.

(2) Opération d'œsophagotomie externe, par Cazin, de Boulogne. In Bulletins de l'Acad. de méd., séance du 10 octobre 1876.

par l'ouverture un morceau de carton enroulé, et, ainsi entouré, l'os fut extrait sans difficuté par la pince.

II.

EXAMEN DES OPÉRATIONS PRÉLIMINAIRES QUI SE PRATIQUENT SUR LE THORAX.

Ces opérations ne devront pas nous occuper longtemps ; parmi elles, il en est qui ont été totalement abandonnées, telles que la trépanation des côtes et du sternum pour évacuer des épanchements de la plèvre et du péricarde. Il en est de même de l'opération de Desault, encore conseillée par Trousseau, et consistant à inciser couche par couche les parties molles avant de ponctionner la membrane séreuse. Ces divers procédés ont de trop graves inconvénients ; ils présentent des avantages trop minimes pour mériter d'être conservés, et ils sont tous aujourd'hui remplacés par la ponction aspiratrice.

La résection des côtes dans l'extirpation d'un corps étranger, dans l'ablation d'une tumeur, dans certains cas d'empyème, est toujours une opération grave, mais trop exceptionnelle pour que nous devions porter sur elle un jugement.

Quant à l'empyème, elle doit toujours rester l'opération préliminaire par excellence dans le cas d'épanchements purulents de la plèvre. Le drainage de la cavité pleurale reste bien souvent insuffisant. Nous nous rappelons, entre autres, un malade chez lequel ce moyen ne permettait que très-incomplétement l'écoulement des liquides. La plupart des auteurs sont d'accord sur ce point. « L'empyème proprement dit, d'après notre excellent maître M. Alphonse Guérin (1), n'est point une opération grave. On peut affirmer que c'est la seule opération qui soit indiquée dans les cas où la ponction capillaire est insuffisante. » M. le professeur Lefort exprime la même idée dans ses annotations à la Médecine opératoire de Malgaigne (2). Enfin, M. Moutard-Martin a beaucoup insisté sur les avantages de cette opération (3). Son élève M. Peyrot (4) a donné la raison de la supériorité de l'empyème ; et, bien que l'incision des parois thoraciques paraisse plus grave que la simple ponction nécessaire au drainage, nous dirons avec lui qu'il est avant tout « urgent de mettre le malade à l'abri de l'absorption des produits putrides. Il faut mettre le poumon dans la possibilité d'accomplir au plus tôt l'évolution qui le ramène à son volume primitif. Une suppuration trop longtemps prolongée l'exposerait à la pneumonie interstitielle par propagation au tissu pulmonaire de l'inflammation pleurale. La pleurotomie mettra presque toujours à l'abri de ces dangers. »

III.

EXAMEN DES OPÉRATIONS PRÉLIMINAIRES QUI SE PRATIQUENT SUR L'ABDOMEN.

Parmi ces opérations, les unes portent sur le tube digestif, les autres sur les organes génito-urinaires.

(1) Eléments de chirurgie opératoire, p. 524.

(2) Manuel de médecine opératoire de Malgaigne, t. II, p. 330, 8e édition.

(3) Pleurésie purulente, p. 139.

(4) Peyrot, Thèse déjà citée, p. 99.

1° *Opérations préliminaires qui se pratiquent sur le tube digestif.* — Les différentes opérations préliminaires, telles que débridements, incisions, destinées à permettre la réduction de l'intestin ou sa suture, en cas de plaie, sont de précieuses ressources pour le chirurgien. Sans doute, elles ont l'inconvénient d'augmenter le traumatisme ; de plus, elles portent sur le péritoine, dont la blessure en elle-même est grave, mais il est bien préférable d'accroître un peu l'étendue de la plaie, plutôt que d'avoir recours à des pressions, à des manœuvres longues et répétées qui compromettraient certainement la guérison. Dans les cas de plaie de l'intestin, le diagnostic est établi par l'issue des matières fécales, Dans les faits d'obstruction intestinale, le diagnostic en lui-même et celui du siége présentent de grandes difficultés; aussi vaut-il mieux avoir recours dans tous les cas à la gastrotomie pratiquée sur la ligne médiane plutôt que dans un point déterminé correspondant au siége probable de la lésion. Sans doute, c'est là une opération préliminaire très-grave en elle-même, mais elle est justifiée par le danger résultant de l'étranglement de l'intestin.

Nous avons parlé de la résection du coccyx proposée par M. Verneuil comme opération préliminaire dans les cas d'imperforation de l'anus. C'est là unc opération très-bénigne en elle-même, qui n'offre aucune difficulté d'exécution, et qui, par conséquent, n'a que des avantages. Nous avons été témoin d'un fait dans lequel elle a rendu les plus précieux services.

Observation XIII.

Imperforation de l'anus. Opération après résection préliminaire du coccyx.

Le 16 février 1877, on apporta à la Pitié un enfant de deux jours présentant tous les signes locaux et fonctionnels d'une imperforation de l'anus. M, Verneuil se mit en devoir de rechercher l'intestin par la voie périnéale. Pour cela, il fit à partir de la pointe du coccyx une incision antéro-postérieure sur la ligne médiane. Malgré de très-longues recherches il fut impossible de découvrir l'intestin. Ce fut alors que notre maître, prolongeant en arrière son incision mit à découvert le coccyx et en pratiqua la résection dans l'étendue de 1 centimètre environ. Cette résection se fit sans difficultés et sans perte de sang. Dès lors on put remonter assez haut pour trouver l'intestin, et l'opération fut terminée comme d'ordinaire par la suture de la paroi intestinale à la peau. L'enfant était très-faible, il paraissait n'être pas à terme; il avait des vomissements fécaloïdes. Comme on l'emporta de l'hôpital après l'opération, nous n'avons pas eu sur lui de renseignements ultérieurs, mais il est probable qu'il aura succombé à la gravité de l'état général.

Quand on met en parallèle les avantages de l'opération faite par la voie périnéale et ses inconvénients, quand on a recours à la voie abdominale, il n'est pas douteux que la résection préalable du coccyx, absente par elle-même de dangers, en permettant d'opérer par le périnée, ne rende d'immenses services.

2° *Opérations préliminaires qui se pratiquent sur les organes génito-urinaires.* — La plus grave de toutes, c'est évidemment la gastrotomie appliquée à l'extirpation des kystes de l'ovaire. Sans doute la large incision du péritoine que nécessite cette opération est d'une extrême gravité; mais l'insuffisance des autres moyens thérapeutiques, et les bons résultats qu'à donnés cette opération, lui confèrent une valeur incontestable. Quant à la gastrotomie dans les cas de corps fibreux de l'utérus, elle ne trouvera que bien rarement son application (1). Il n'en est pas de même de l'hystérotomie pratiquée par les voies naturelles ou hysté-

(1) Pozzi. De la valeur de l'hystérotomie dans le traitement des tumeurs fibreuses de l'utérus. Thèse d'agrég., Paris, 1875.

rotomie vaginale. Celle-ci est bien loin d'avoir, comme opération préliminaire, les mêmes inconvénients que la gastrotomie. Dans certains cas, on a pu avec succès aller, à travers une incision simple ou cruciale, énucléer un corps fibreux. Cette opération a été souvent pratiquée pour les petites tumeurs du col ; elle n'a pas par elle-même une grande gravité, et elle pourra rendre des services, notamment dans les cas où la tumeur fibreuse mettrait obstacle à l'accouchement. L'excision du col de l'utérus a pu, dans des cas exceptionnels, être pratiquée, pour des fibromes volumineux développés dans l'intérieur du museau de tanche. M. Lefort a publié un fait très-intéressant de cette nature (1).

Quant à l'hystérotomie intra utérine destinée à permettre l'extirpation de tumeurs fibreuses contenues dans l'épaisseur des parois du corps de l'utérus lui-même, c'est une opération préliminaire d'une extrême gravité. Si elle a donné de bons résultats entre les mains de certains opérateurs, Marion Sims, par exemple, elle a fourni de graves insuccès; aussi ne doit-on l'admettre qu'avec la plus grande réserve (2).

Dans l'immense majorité des cas, des opérations préliminaires beaucoup plus simples, telles que l'abaissement de l'utérus, la dilatation du col suffisent pour permettre l'extirpation des tumeurs fibreuses. Mais parfois il devient nécessaire d'avoir recours à une opération sanglante, le débridement du col de l'utérus.

Nous avons vu, au commencement de l'année 1877, dans le service de M. Verneuil, une malade à laquelle il avait appliqué ce moyen.

(1) Bulletins de la Soc. de chir., 3e série, t. I, p. 441, 1872.

(2) Voyez dans la thèse de Pozzi déjà citée, un tableau de 64 enucléations de corps fibreux ayant donné 16 morts.

Il s'agissait d'une femme de 41 ans, qui portait un polype de l'utérus à forme intermittente. L'état général étant affaibli par les métrorrhagies; une intervention était urgente. Mais, au jour fixé pour l'opération, la tumeur était remontée dans l'intérieur de l'utérus. M. Verneuil dut, pour la mettre à découvert, avoir recours au débridement préalable de la lèvre antérieure du col. Celui-ci fut pratiqué avec le thermo-cautère dans une étendue de 15 millimètres. Dès lors, le polype devint saillant dans le vagin, et à quelques jours de là, on put en pratiquer l'ablation.

Mais l'étroitesse de l'anneau vulvaire rendit nécessaire une deuxième opération préliminaire, qui consista dans le débridement de la commissure antérieure du périnée. Le résultat de cette opération fut très-heureux, et la malade ne tarda pas à quitter l'hôpital (1).

Sans doute, comme nous le disions plus haut, dans la grande majorité des cas, cette opération préliminaire est inutile.

Mais comme elle n'offre pas par elle-même de grands inconvénients, elle trouvera son indication dans les cas où l'intervention est urgente, principalement dans les faits analogues à celui que nous venons de citer.

Le débridement du col peut encore trouver son application comme opération préliminaire à certaines opérations obstétricales, emploi du forceps, version (2).

Il nous resterait à examiner ici les opérations préliminaires applicables aux rétrécissements de l'intestin et de l'urèthre, à l'extraction des corps étrangers soit de la ves-

(1) On trouvera les détails de cette observation dans la thèse de M. Guillemaut : Des polypes utérins à apparition intermittente. Thèse de doct. Paris, 1877.

(2) Viguier. Du débridement du col dans les accouchements. Thèse de doct., Paris, 1874.

sie, soit du rectum. Mais nous nous en occuperons en faisant le parallèle des opérations par les voies artificielles et par les voies naturelles.

IV.

EXAMEN DES OPÉRATIONS PRÉLIMINAIRES QUI SE PRATIQUENT SUR LES MEMBRES.

Parmi ces opérations, il en est qui sont exceptionnelles. De ce nombre, sont celles qui ont pour but de faciliter la réduction des luxations et des fractures. Le chirurgien n'y a recours que lorsqu'elles sont absolument indispensables. D'autres, plus fréquentes, sont destinées à permettre l'extraction de corps étrangers. Nous avons déjà dit que ces opérations, débridements, contre-ouvertures, devaient toujours être employées, bien qu'elles eussent pour inconvénient d'augmenter le traumatisme, quand elles rendent plus facile et moins dangereuse l'opération fondamentale.

Les plus importantes des opérations préliminaires pratiquées sur les membres appartiennent à la méthode sous-cutanée et s'appliquent à l'ouverture des articulations pour en extraire du liquide ou un corps étranger. Sans doute la méthode de Goyrand, d'Aix, offre des avantages sérieux, en permettant d'éviter l'entrée de l'air dans l'articulation. Mais elle a aussi ses inconvénients : d'abord elle expose le malade à deux opérations successives; de plus elle est d'une exécution difficile, et reste parfois sans succès. C'est ce qui ressort de la discussion qui a eu lieu récemment sur ce sujet à la Société de chirurgie (1).

(1) Bulletins de la Société de chirurgie, séances des 6 et 13 novembre 1878.

M. Lucas-Championnière a dit avoir vu d'habiles chirurgiens échouer en employant la méthode de Goyrand et être obligés d'y renoncer. M. Guyon a montré un corps étranger assez volumineux extrait par la méthode de Goyrand; mais il n'a réussi qu'à la troisième tentative. Deux fois M. Verneuil a employé ce procédé, et deux fois il a échoué. Il a cité la statistique suivante : sur cent opérations par le procédé de Goyrand, il y a eu quarante-huit succès, douze morts et trente-huit insuccès. Avec l'incision directe et le pansement de Lister, sur vingt-cinq observations, il y a eu deux morts, pas d'insuccès.

Au reste, ce n'est pas le pansement de Lister seul qui donne ces bons résultats, mais bien la méthode antiseptique ; et un autre procédé de la même méthode, nous voulons parler du pansement ouaté de notre excellent maître M. Alphonse Guérin, donne également des résultats très-avantageux. M. Verneuil en a cité un exemple dans la discussion que nous rappelions tout à l'heure. M. Gillette en a fourni un autre ; on trouvera dans la thèse de Bernard (1) deux autres exemples de pansement ouaté appliqué avec succès à l'extraction des corps étrangers du genou : l'un appartient à M. Guérin, l'autre à M. Tillaux.

En résumé, la question, à l'heure actuelle, se pose de la façon suivante : l'extraction directe pratiquée avec les précautions de la méthode antiseptique paraît présenter la même bénignité que les procédés complexes de la méthode sous-cutanée ; de plus, elle facilite beaucoup l'exécution de l'opération fondamentale. Elle semble donc devoir être préférée.

(1) Bernard. Etude sur les corps étrangers articulaires. Thèse de doct. Paris, 1877.

CHAPITRE IV.

Responsabilité qui incombe aux opérations préliminaires dans l'exécution de l'opération fondamentale.

Après avoir pesé les avantages et les inconvénients de chaque méthode, lorsque le chirurgien s'est décidé pour l'emploi d'une opération préliminaire, il a encore à se demander quelle part de responsabilité reviendra à celle-ci dans l'exécution de l'opération fondamentale. Supposons un chirurgien qui a pratiqué l'extirpation d'un polype naso-pharyngien après résection préalable du maxillaire supérieur ; son malade est mort d'hémorrhagie. Dira-t-il que l'ablation du maxillaire supérieur est une opération mortelle, qui doit être absolument proscrite ? Dans un autre cas, une opération de cataracte par abaissement se sera faite facilement sans aucun accident immédiat. S'ensuit-il que l'abaissement appliqué à la cure de la cataracte soit une excellente opération, supérieure à l'extraction ? Nullement ; il est bien évident qu'un chirurgien qui raisonnerait ainsi arriverait nécessairement à une détestable pratique. Ce qu'il faut, c'est non pas juger une opération d'après le résultat définitif, mais se demander, à propos de chacune d'elles, la part qui revient aux divers actes qui la composent.

Reprenons l'exemple que nous citions tout à l'heure d'une extraction de polype naso-pharyngien faite par la voie faciale. Sans doute l'hémorrhagie dans ce cas peut être très-abondante ; mais si l'on parcourt les observations d'ablation de polypes par les méthodes palatine et nasale, on verra qu'elles ont donné lieu aussi à des pertes sanguines fort sérieuses. De plus, quand on a assisté à des résections du maxillaire supérieur faites pour toute autre cause qu'un polype, on a pu s'assurer que cette opération ne donne pas un écoulement de sang bien inquiétant.

Ainsi donc, d'une part, l'ablation du maxillaire supérieur en elle-même ne fournit pas une grande quantité de sang. D'autre part, des hémorrhagies fort abondantes se voient dans des extirpations de polypes par d'autres méthodes : nous pouvons donc en conclure que ce qu'il y a de grave dans ce cas ce n'est pas l'opération préliminaire, c'est l'opération fondamentale elle-même ; c'est elle qui a la part la plus grande de responsabilité dans l'acte opératoire complexe. A ce point de vue, l'ablation de polype naso-pharyngien par la voie maxillaire faite par M. Verneuil, et que nous avons rapportée plus haut est particulièrement intéressante. L'os enlevé, la plus grande partie du polype arrachée, l'hémorrhagie continuait à se produire, on put penser un instant qu'une artère était ouverte ; mais en explorant attentivement, on put constater qu'il n'en était rien. C'était un prolongement du polype, qui avait échappé à l'arrachement, et qui versait du sang en abondance. Celui-ci enlevé, l'hémorrhagie cessa aussitôt. De là ressort un enseignement important, c'est que l'arrachement lui-même est ici le temps le plus grave de l'opération, et qu'en présence d'une hémorrhagie qui continue, il faut toujours se demander s'il ne reste pas quelque prolongement du produit morbide.

Prenons un autre exemple. Sans doute, la taille par elle-même constitue toujours une opération grave ; mais quelle est la responsabilité qui incombe dans cette gravité au temps préliminaire, c'est-à-dire à l'ouverture d'une voie artificielle ? Il suffit pour répondre à cette question d'avoir assisté à un certain nombre d'opérations de taille. La première partie de l'opération, c'est-à-dire la création de la voie artificielle, y compris l'incision de la prostate, est généralement simple et exempte d'accidents. Quand est-ce que les difficultés sérieuses commencent? Quand est-ce que se produisent les hémorrhagies graves? C'est au moment de l'extraction des calculs. Et si l'on se demande quels sont les malades qui guérissent le mieux, on voit, toutes choses égales d'ailleurs, que ce sont ceux chez lesquels l'extraction a été facile. Au contraire, celle-ci a-t-elle été pénible ? Il y a des contusions violentes, des déchirures, des hémorrhagies abondantes, des infiltrations d'urine, et souvent la terminaison est funeste. Le point important, c'est donc de se créer une voie large et qui soit autant que possible suffisante. Par là, la lithotritie périnéale perd la plus grande partie de sa valeur ; car, ce qu'il y a de plus grave dans la taille, c'est l'extraction elle-même ; et dans la lithotritie périnéale, la voie étant moins large, cette extraction devient plus difficile et plus périlleuse.

Quant à la cataracte dont nous parlions tout à l'heure, sans doute un chirurgien inexpérimenté pourraît être charmé tout d'abord de la simplicité apparente de l'opération par abaissement, de l'absence de difformité ultérieure. Mais pour peu qu'il ait été témoin des accidents graves, de la perte de la vision qu'entraîne souvent à la longue un cristallin récliné, cette confiance du premier moment l'abandonnera, et il préférera à une opération préliminaire simple dans son exécution, mais grave par ses conséquences futures, une opération plus délicate, mais qui lui promet pour la suite un excellent résultat. Si, dans l'opération de la cataracte par extraction, nous nous demandons la part qui revient à chacun des temps, nous voyons que, dans la plupart des cas, l'extraction elle-même s'opère sans difficulté, sans introduction d'aucun instrument dans le globe de l'œil, seulement par des pressions habilement exercées sur l'organe. Mais à quelles conditions cette extraction sera-t-elle facile et exempte de dangers? Elle le sera, si l'on a, par l'incision de la cornée, créé une voie suffisante. Ici l'opération préliminaire est le temps le plus grave; suivant qu'elle sera bien exécutée, l'acte fondamental s'accomplira aisément, les suites seront heureuses, on évitera la plus redoutable complication, la suppuration de l'œil, qui commence généralement par la plaie cornéenne.

Dans l'extirpation des tumeurs de l'ovaire, dans la réduction de l'intestin hernié, la gastrotomie préliminaire constitue le temps le plus grave de l'opération. Sans doute, le volume d'un kyste de l'ovaire, la présence d'adhérences solides et étendues peuvent compliquer singulièrement l'acte opératoire. Mais alors que ces obstacles font défaut, alors que l'extirpation en elle-même ne présente aucune difficulté, l'opération est toujours grave. Ici le danger tient à l'opération préliminaire elle-même, à la gastrotomie. De même, dans les cas d'étranglement herniaire, la réduction de l'intestin, quand il ne présente pas d'altérations profondes, est exempte de dangers. La gravité de l'opération tient à l'ouverture de la cavité péritonéale ; c'est ici l'opération préliminaire qui a la plus grande part de responsabilité dans l'issue définitive.

Il est inutile de multiplier les exemples. On voit de quelle nécessité il est pour le chirurgien, quand il se décide à recourir à une opération complexe, de réfléchir à la part de responsabilité qui revient à chacun des actes opératoires. C'est ainsi seulement qu'il pourra juger sainement la valeur de son intervention; et, connaissant le danger de chaque temps opératoire, il pourra s'appliquer à en atténuer la gravité. Ceci est d'autant plus important en ce qui regarde les opérations préliminaires que ce sont elles surtout qu'il pourra modifier. Ce qui échappe le plus à sa volonté, ce qui est le plus indépendant de son action, c'est l'opération fondamentale elle-même. Il s'agit d'extraire un calcul ou un corps étranger de la vessie, par exemple ; la voie préliminaire à été créée avec tout le soin, avec toute la perfection désirable ; mais souvent il ne dépend pas du chirurgien que le volume du calcul, que la conformation du corps étranger n'entraîne les plus graves désordres. C'est ainsi qu'on peut voir échouer la taille la mieux faite, entre les mains d'un chirurgien expérimenté, sans qu'on puisse l'accuser du mauvais résultat. De même, dans l'ablation d'un kyste de l'ovaire, à moins de renoncer à terminer l'opération, le chirurgien qui se trouve en présence d'adhérences étendues est bien obligé de les détruire, et par là d'accomplir une opération longue et laborieuse qui souvent entraîne un résultat funeste. De même encore, dans l'opération de la cataracte par extraction, les adhérences de la capsule, le ramollissement du corps vitré peuvent créer des dangers qu'il n'était pas possible à l'opérateur d'éviter. En résumé, ce qui échappe le plus au chirurgien dans l'accomplissement de l'opération complexe, c'est l'opération fondamentale elle-même, parce qu'elle est soumise à des conditions pathologiques sur lesquelles il n'a aucune prise, et qui trop souvent échappent à l'investigation diagnostique, même la plus clairvoyante. Au contraire, dans l'accomplissement de l'acte préliminaire, toute la responsabilité incombe à l'opérateur. En effet, il opère sur des tissus sains, c'est lui-même qui crée de toutes pièces les conditions au milieu desquelles il va agir. C'est donc à lui qu'il appartient d'employer tous les moyens qui sont en son pouvoir pour donner à son opération préliminaire toutes les qualités qu'elle peut acquérir. En un mot, il doit faire tous ses efforts pour la rendre aussi avantageuse que possible et lui donner le plus grand degré de bénignité.

L'opération préliminaire la plus avantageuse sera bien évidemment celle qui remplira le mieux le but qu'on se propose, à la condition que les dangers qu'elle présente ne l'emportent pas sur son utilité. Ainsi, dans les opérations qui ont pour but d'économiser la perte de sang, nous avons vu des ligatures préliminaires qui, comme celles de la carotide externe, de la linguale, réalisent les conditions qu'on doit exiger de semblables opérations. D'autres, au contraire, comme celles de la carotide primitive, ne procurent les avantages qu'on recherche qu'au prix des plus graves dangers ; aussi les avons-nous rejetées.

Toutes les autres opérations préliminaires ont pour but de faciliter ou de rendre possible l'opération fondamentale en créant une voie artificielle. A quelles conditions serontelles le plus avantageuses? Cela ressort des exemples que nous avons cités tout à l'heure. Pour avoir leur maximum d'avantages, elles devront, toutes choses égales d'ailleurs, ouvrir la voie la plus large possible. Ainsi, dans l'opération de la cataracte, plus l'incision cornéenne sera large, plus l'extraction de la lentille sera facile et prompte, et plus les résultats seront avantageux. De même, pour l'extraction des corps étrangers et des calculs vésicaux, si la voie artificielle créée est suffisante, il n'y aura pas besoin de recourir à la force, à des tractions énergiques qui aggravent singulièrement le pronostic.

Le même fait est vrai pour la gastrotomie. Si l'ouverture abdominale est étroite, il faudra exercer sur le kyste des tractions dangereuses par elles-mêmes, pendant lesquelles le sang et le liquide s'écouleront dans la cavité péritonéale, et compromettront le résultat. Le même fait est vrai pour la réduction des hernies ; quand le débridement aura été suffisant, on n'aura pas besoin de malaxer l'intestin, de le soumettre à des pressions qui sont toujours d'une excessive gravité. En résumé donc, on le voit, la condition essentielle pour que l'opération préliminaire ait son maximum d'avantages, c'est qu'elle ouvre la voie la plus large possible. Le fait est général. Comme nous le disions à propos des polypes naso-pharyngiens, les opérations parcimonieuses sont mauvaises. Du moment où le chirurgien a décidé l'emploi d'une voie artificielle, il faut qu'il lui donne toute l'étendue nécessaire pour que l'opération fondamentale soit rendue par là facile et exempte de dangers.

Mais il ne suffit pas que le chirurgien exécute son opération préliminaire de façon à en tirer le maximum d'avantages, il faut encore, disions-nous, qu'il lui donne la plus grande somme de bénignité : c'est là un des problèmes les plus difficiles de la chirurgie, un de ceux qui demandent, pour être résolus, le plus de connaissances théoriques et cliniques. Souvent, en effet, il y a, sinon incompatibilité, du moins opposition complète entre ces deux conditions que nous exigeons des opérations préliminaires, à savoir : la plus grande somme d'avantages, et la plus grande bénignité. Sans doute, la voie faciale dans l'extirpation des polypes naso-pharyngiens est celle qui permet le mieux d'arriver sur l'implantation du polype et de remédier à la cause des hémorrhagies ; mais en elle-même elle est incontestablement plus grave que les autres voies. Dans l'extraction de la cataracte, le grand lambeau de Daviel présente évidemment le plus d'avantages au point de vue de l'issue facile du cristallin ; mais, à côté de cela, il offre de sérieux inconvénients au point de vue de la suppuration de la cornée Néanmoins, le principe sur lequel nous insistions tout à l'heure, la large étendue à donner aux opérations préliminaires, est si vrai, que nous voyons encore aujourd'hui certains opérateurs, qui sont restés fidèles au procédé de Daviel, en tirer d'excellents résultats.

Sans doute encore, les larges ouvertures du larynx dans l'extirpation des polypes de cet organe permettent dans tous les cas une extirpation facile ; mais elles ont pour inconvénient de compromettre l'intégrité des cordes vocales (thyrotomie).

De même, pour l'extraction des calculs vésicaux, les larges incisions prostatiques facilitent sans doute beaucoup l'issue des calculs, et diminuent les dangers qui sont inhérents à ce temps de l'opération ; mais elles offrent le grave inconvénient d'exposer l'opérateur à sortir des limites du tissu de la prostate, et à blesser ces plexus veineux si larges qui existent dans la gaîne aponévrotique de la glande. Nous pouvons encore citer ce qui se passe dans la gastrotomie, dans la taille articulaire. Les grandes ouvertures permettent d'une manière plus sûre l'accomplissement de l'acte opératoire fondamental ; mais elles ont le danger d'exposer largement à l'air des membranes séreuses pour lesquelles ce contact offre la plus grande gravité.

On le voit donc, ces deux côtés de la question, dans l'étude des opérations préliminaires, doivent être incessamment présents à l'esprit du chirurgien ; de là, les nombreux efforts accomplis tour à tour pour arriver à la solution du problème.

L'histoire de la cataracte nous en offre un exemple. Tout d'abord l'indication est bien saisie : ce qu'il faut, c'est déplacer l'opacité qui met obstacle au passage des rayons lumineux ; de là naît l'opération par abaissement. Mais on s'aperçoit que cette opération préliminaire, en apparence si simple, est en réalité fort grave par ses résultats ultérieurs. On lui substitue l'extraction à grand lambeau cornéen, suivant le procédé de Daviel. Alors le but est outrepassé. Sans doute on a ainsi une issue très-facile de la lentille ; mais on fait naître des dangers résultant de la difficulté d'adaptation du lambeau. Cette dernière considération conduit aux incisions linéaires, qui ont surtout cela de caractéristique qu'elles jouissent de toutes les propriétés des incisions pratiquées dans le plan d'un grand cercle de la sphère cornéale. Elles sont comprises dans le plan perpendiculaire à la surface de la cornée ; la coaptation s'y fait avec une grande facilité, puisque la mobilité y est presque nulle. Mais si la cicatrisation est ainsi singulièrement aidée, l'extraction de la cataracte devient par là même beaucoup plus difficile. En un mot, nous voyons là un exemple frappant de l'antagonisme existant entre les deux conditions imposées à toute opération préliminaire : d'une part, fournir une voie suffisante ; de l'autre, présenter la plus grande bénignité possible. Aussi, après avoir été abandonnée par son auteur lui-même, l'incision primitive de Græfe, pratiquée dans le limbe scléro-cornéal, a-t-elle été successivement modifiée par les divers opérateurs. On peut dire que, depuis la périphérie de la cornée (de Græfe) jusqu'à son centre (Kuchler, Notta), tous les points de cette membrane ont été successivement choisis (1).

L'histoire de la taille nous offre un exemple analogue : l'incision latérale de la prostate ne créant pas toujours un chemin suffisant, on a eu recours à l'incision bilatérale. Vidal enfin a proposé la taille quadrilatérale ; puis, frappé des inconvénients des larges incisions, certains chirurgiens

(1) Voyez à ce sujet la très-intéressante discussion qui a eu lieu à la Société de chirurgie, en 1873.

ont songé à les supprimer et à pratiquer l'extraction à travers le col de la vessie dilatée : de là est née la lithotritie périnéale. Mais, outre que la prétendue bénignité de cette dernière opération n'est pas aussi grande qu'on pourrait le penser, elle a le grave inconvénient de ne donner qu'une voie souvent insuffisante; si le calcul est volumineux, il est nécessaire de le briser, et, pour retirer les fragments, il faut introduire un grand nombre de fois les tenettes. Par là, on produit des froissements et des décollements qui disposent au phlegmon et à l'infiltration d'urine.

Il ne faut donc point s'y tromper et croire que les opérations préliminaires les moins étendues, celles qui causent le moins de délabremeuts en apparence, sont les meilleures. Il faut, avant tout, qu'elles permettent de remplir complétement et sûrement le but de l'opération fondamentale; c'est en cela, bien plus que dans leur peu d'étendue, que consiste la véritable bénignité.

Toutefois les chirurgiens s'appliquent de nos jours, et avec raison, à rendre les opérations préliminaires aussi peu graves que possible. Trois voies peuvent conduire à ce résultat : 1° les modifications des procédés opératoires; 2° le mode d'exécution de ces procédés eux-mêmes; 3° les méthodes de pansement.

Comme exemple de modification du procédé opératoire destinée à augmenter la bénignité de l'opération préliminaire, nous citerons le débridement de la hernie étranglée sans ouverture du sac. Ce procédé a été surtout défendu par notre excellent maître, M. Alphonse Guérin (1).

Nul doute que, dans la kélotomie, le principal danger ne

(1) Voyez à ce sujet la thèse d'un de ses élèves, M. Affre : De l'opération de la hernie étranglée sans ouverture du sac. Thèse de doct., Paris, 1876.

tienne à la gastrotomie préliminaire. Supprimer l'ouverture préalable de la cavité péritonéale, c'est donc singulièrement diminuer la gravité de l'opération. Ce sera là une modification avantageuse du procédé, toutes les fois qu'elle sera applicable et que l'état de l'intestin semblera en autoriser l'emploi.

Quant à l'exécution du procédé opératoire lui-même, les incisions, les débridements préalables, peuvent être faits par les divers moyens de la méthode hémostatique : cautère actuel, thermo-cautère, écraseur linéaire. Dans les cas où l'on craint une inoculation des bords de la plaie par des produits septiques, en temps d'épidémie d'érysipèle ou de lymphangite, les sections cutanées faites par les caustiques offrent de grands avantages. Dans la trachéotomie, M. Verneuil a proposé de faire toutes les incisions préliminaires destinées à mettre à nu la trachée avec le thermo-cautère (1). Beaucoup d'opérateurs, et M. Krishaber, entre autres, ont employé avec avantage ce procédé. De même, dans la taille, toutes les incisions nécessaires pour mettre à nu l'urèthre ont pu être faites avec le thermo-cautère. Nous avons assisté à une opération de taille pratiquée par M. Verneuil avec cet instrument, et où l'écoulement de sang a été tout à fait insignifiant.

Dernièrement (21 décembre 1878), M. Polaillon a fait aussi la taille prérectale au thermo-cautère. L'un de ses internes, M. Gaucher, a eu l'obligeance de nous donner des détails sur cette intéressante opération. Toutes les incisions, jusqu'à celle de l'urèthre exclusivement, ont été faites avec le thermo-cautère. On a extrait deux calculs de moyen volume sans difficulté. Néanmoins, dans la journée, il y a eu une légère hémorrhagie en nappe.

(1) Voyez Chavoix, Etude sur la thermo-trachéotomie, Thèse de doct. Paris, 1878.

Nous ne saurions mieux démontrer l'importance des modifications dans l'exécution du procédé, et en particulier les avantages des caustiques, qu'en citant le fait suivant. Il nous montrera de plus une chose sur laquelle nous avons déjà précédemment insisté, à savoir que les opérations préliminaires les plus bénignes en apparence peuvent, dans certains cas, présenter une énorme gravité.

A propos de la section du voile du palais sur la ligne médiane, préliminaire au traitement des polypes naso-pharyngiens, nous avons noté le peu de gravité de cette opération, et l'absence d'hémorrhagie à sa suite. Néanmoins, dans le fait suivant qui nous a été rapporté par notre maître M. Verneuil, cette opération si simple en apparence a coûté la vie au malade.

Il s'agissait d'un jeune collégien de 16 à 17 ans, très-robuste et très-indocile, entré à l'hôpital Saint-Louis, pavillon Saint-Gabriel, pour un polype naso-pharyngien. L'opération fut faite à l'aide de la voie palatine par Nélaton, en présence de Denonvilliers et de M. Verneuil. Le voile du palais était épais et de couleur rouge. L'incision du voile faite sur la ligne médiane par Nélaton, à l'aide du bistouri, donna beaucoup de sang. Elle dut être exécutée en plusieurs fois, à cause de l'indocilité du malade qui refusait obstinément d'ouvrir la bouche et ne l'ouvrait que pour cracher des flots de sang. L'hémorrhagie fut très-considérable ; dès le soir même, le malade était pris de délire, et le lendemain soir il succombait.

Déjà, du reste, la possibilité d'une hémorrhagie grave pendant la section du voile du palais avait été redoutée par Deschamps fils. Nous trouvons rapportée, dans la thèse de Fouilloux (1), une observation de Heuermanns où la

(1) Fouilloux. De l'incision du voile du palais comme opération préliminaire à l'extirpation des polypes naso-pharyngiens. Thèse de doct., Paris, 1858.

perte de sang fut inquiétante. Il est évident que si, dans ce cas comme dans celui que nous venons de rapporter plus haut, la section avait été faite avec un instrument hémostatique, tel que le thermo ou le galvano-cautère, le danger eût été conjuré. Tout dernièrement nous avons vu M. Verneuil faire cette section du voile du palais sur la ligne médiane à l'aide du thermo-cautère ; il n'y a pas eu écoulement d'une seule goutte de sang.

Les mêmes considérations sont applicables à l'avivement pratiqué soit par les caustiques, soit par l'instrument tranchant. Bien que peu grave d'ordinaire, cet avivement peut donner lieu à des accidents. Pour ce qui concerne la fistule vésico-vaginale, il a pu causer la mort par hémorrhagie (1). De même, il peut devenir très-grave dans l'opération du bec-de-lièvre. Pour ma part, j'ai vu, pendant mon internat à l'Hôtel-Dieu de Nantes, un jeune enfant opéré par Letenneur mourir d'hémorrhagie dans la nuit qui suivit l'opération du bec-de-lièvre. M. Verneuil s'est préoccupé de ces terribles accidents, et par des modifications dans l'exécution des procédés il s'est efforcé de les prévenir. Dans l'opération du bec-de-lièvre, notre maître a proposé de faire à l'aide de l'écraseur la section des adhérences qui unissent la lèvre à la gencive (2). Quant à la fistule vésico-vaginale, dans les cas surtout où la constitution de la malade ferait redouter la possibilité d'une hémorragie, il faudrait préférer l'avivement par les caustiques à l'emploi du bistouri. Il en serait de même dans tout avivement pratiqué pour une autre lésion.

(1) Verneuil. De la léthalité des fistules vésico-vaginales et de quelques accidents rares après l'exploration ou l'opération. Chirurgie réparatrice, p. 892, et Annales de gynécologie, t. VII, p. 1, 1877.

(2) Verneuil. Modifications à l'opération du bec-de-lièvre compliqué ; section des adhérences avec l'écraseur linéaire, in Chirurgie réparatrice, p. 478.

Reste à examiner la bénignité apportée aux opérations préliminaires par les méthodes de pansement. Elle est démontrée par l'application du pansement de Lister à l'ovariotomie, de celui-ci et du pansement ouaté à l'extirpation des corps étrangers articulaires. La large incision directe de l'articulation ouvre assurément une voie beaucoup plus large et plus facile que l'opération de Goyrand. Sa gravité seule la faisait rejeter par les chirurgiens. Si, grâce à la méthode antiseptique, on parvient à lui donner la même bénignité qu'aux méthodes moins faciles, elle devra naturellement reprendre sur celles-ci l'avantage.

En résumé, nous dirons que l'examen des opérations préliminaires est surtout utile pour arriver à reconnaître leur part de responsabilité dans l'exécution de l'opération principale.

Il est d'autant plus important qu'elles aient une grande bénignité qu'elles ne concourent qu'indirectement au but définitif.

Toutes choses égales d'ailleurs, les meilleures opérations préliminaires sont celles qui créent la voie la plus large, tout en présentant le moins de dangers, soit immédiats, soit consécutifs.

CHAPITRE V.

Opérations par les voies naturelles et par les voies artificielles. Parallèle entre les deux méthodes.

Déjà nous avons indiqué tous les reproches que l'on peut faire aux opérations préliminaires. Elles compliquent, avons nous dit, le manuel opératoire, elles augmentent pour le blessé l'étendue du traumatisme, elles altèrent la forme et la fonction des organes; mais en regard de ces inconvénients, nous avons placé leurs avantages, et nous avons cherché à établir à ce double point de vue la comparaison entre les diverses opérations préliminaires, pour arriver à déterminer leur valeur. Il ne s'agit pas maintenant de comparer entre elles les opérations par les voies artificielles, mais bien d'établir le parallèle entre elles et les opérations par les voies naturelles.

Ce qui caractérise, avons nous dit, les opérations préliminaires, c'est qu'elles portent sur des tissus sains, par exemple, la cornée dans l'extraction de la cataracte, le maxillaire supérieur dans l'ablation des polypes naso-pharyngiens, le maxillaire inférieur dans l'amputation de la langue en totalité. Dans les opérations par les voies naturelles, les tissus sains sont respectés par le chirurgien, ou, du moins, ils ne sont pas lésés volontairement. Le point malade est attaqué directement. Par là, l'opération est réduite aux proportions strictement nécessaires ; le nombre des actes qui la composent est simplifié. Les dangers pour le malade sont réduits à ceux qui résultent de l'accomplissement de l'acte opératoire fondamental, sans qu'il s'y ajoute de nouveaux périls, suites possibles des opérations accessoires. Enfin la forme extérieure des organes est conservée intacte, et leur fonction n'est entravée qu'autant que l'opération fondamentale l'exige, auquel cas, elle était déjà plus ou moins compromise par la lésion morbide elle-même. Ainsi, par exemple, dans l'extirpation d'un cancer de la langue, l'opération par les voies naturelles n'altère en rien la forme extérieure du corps. Si elle compromet gravement les fonctions de la mastication, de la déglutition et de la parole, il est juste de dire que déjà l'altération de l'organe avait apporté un trouble plus ou moins marqué dans son fonctionnement. De même, pour l'ablation des polypes du larynx par les voies naturelles. Ici encore aucune altération de la forme extérieure. Il n'y a pas davantage de trouble fonctionnel; au contraire, la gêne de la respiration et de la phonation, conséquence de la maladie, est diminuée ou même abolie par l'opération. N'altérant pas la forme du corps, les opérations par les voies naturelles on l'avantage de ne pas exiger d'opérations complémentaires, telles que sutures, anaplasties.

Ainsi donc, au premier abord, il semble qu'à aucun point de vue les opérations par les voies artificielles ne puissent soutenir le parallèle avec celles qui sont faites par les voies naturelles. Dès lors, ces dernières paraissent devoir être préférées, toutes les fois qu'elles seront possibles. Néanmoins, cette conclusion ne serait pas juste, et si l'on veut y réfléchir, on ne tarde pas à se convaincre que tous les brillants avantages des opérations par les voies naturelles ne sont pas toujours aussi réels qu'ils le paraissent, et qu'il y a quelques ombres au tableau. Ainsi, nous avons dit que le chirurgien, opérant par les voies naturelles, ne lésait pas de tissus sains ; mais nous avons dû ajouter une restriction fort importante, ou, du moins, avons-nous dit, ne les lèset-il pas volontairement. Ce point mérite en effet d'être pris en sérieuse considération. Qu'un chirurgien, par exemple, désireux de ne pas compliquer le manuel opératoire et de ne pas altérer la fonction, entreprenne d'enlever par l'anus un corps étranger volumineux du rectum. Des tractions énergiques sont exercées, de nombreuses introductions d'instruments sont rendues nécessaires, l'opération se prolonge, le malade souffre, les parois de l'intestin qu'on se proposait de ménager sont déchirées. En supposant que le but soit atteint, que le corps étranger soit extrait, les déchirures du rectum vont causer un phlegmon, une péritonite rapidement mortelle. En résumé, tous les reproches qu'on peut faire à une opération préliminaire, l'extraction par les voies naturelles les mérite en pareil cas. Les tissus sains n'ont pas été volontairement entamés, mais pendant les manœuvres de l'extraction ils ont été contus, déchirés de la façon la plus grave. La durée de l'opération a été beaucoup plus longue, et son exécution beaucoup plus difficile que si l'on avait eu recours à des actes préliminaires. Le pronostic enfin a été singulièrement plus grave, car ce n'est plus la fonction, mais bien l'existence même du malade qui a été compromise.

Les avantages que présentent les opérations par les voies naturelles sont donc bien loin d'être absolus. Il ne faut pas s'en exagérer la portée et croire qu'elles l'emportent de tout point sur les opérations par les voies artificielles. Sans doute elles ont un avantage incontestable au point de vue de la forme, et c'est même là ce qui séduit bon nombre d'opérateurs. Mais elles conduisent souvent le chirurgien à opérer dans des cavités plus ou moins anfractueuses, plus ou moins profondes, où il ne surveille que difficilement le jeu des instruments. De là, comme nous le disions tout à l'heure, des lésions des tissus sains, une difculté souvent très-grande à assurer l'hémostase, enfin l'impossibilité de faire une opération complète. C'est là un gros inconvénient, car s'il est une règle formelle en chirurgie, c'est de ne faire courir aux malades les dangers d'une opération qu'à la condition expresse de pouvoir l'exécuter complétement.

En résumé, si les opérations par les voies naturelles ont un avantage incontestable, dans la plupart des cas, au point de vue de la forme et de la fonction des organes, souvent les opérations par les voies artificielles l'emportent sur elles au point de vue de l'aisance et de la sécurité de l'exécution. C'est ce qui ressortira du parallèle que nous allons faire entre ces deux ordres d'opérations, dans les cas les plus importants où le choix à faire entre elles se présente au chirurgien.

1° *Opérations applicables aux polypes naso-pharyngiens.* — Frappés des inconvénients graves inhérents aux opérations préliminaires, les chirurgiens se sont efforcés de pratiquer l'ablation de ces polypes par les seules voies naturelles. Bien des méthodes ont été employées; toutefois nous ne parlerons pas ici de celles qui, comme la ligature, ne sont que des moyens palliatifs. Le grand avantage des opérations préliminaires dans la cure des polypes naso-pharyngiens, c'est de permettre une extirpation radicale. Il faut donc leur opposer des méthodes qui puissent lutter avec elles sur le même terrain. La seule que nous puissions citer à cet égard est celle qui a éte imaginée par notre excellent maître M. Alphonse Guérin (1). Voici comment il décrit son procédé : « Le malade étant assis et ayant la tête appuyée contre la poitrine d'un aide, le chirurgien,

(1) Eléments de chirurgie opératoire, p. 483, 5e édit., 1874.

après lui avoir fait ouvrir la bouche, introduit l'indicateur de la main gauche derrière le voile du palais, et le pousse jusque sur le pédicule du polype. Avec une rugine qu'il tient de la main droite et qu'il porte par une narine jusqu'au voisinage de l'extrémité de son indicateur, il tâche de mettre le pédicule du polype entre le doigt et la rugine. Quand il y est parvenu, portant l'extrémité de cet instrument sur la partie de la base du crâne, à laquelle correspond l'implantation du polype, il la rugine jusqu'à la dénuder de son périoste et à extirper complétement le polype. »

« Par la rugination de la base du crâne, dit M. Guérin, toute opération préliminaire devra être rejetée. »

Michaud, de Louvain, a eu recours à ce procédé. Il offre sans doute un immense avantage au point de vue de la forme et de la fonction sur toutes les opérations destinées à ouvrir des voies artificielles. Mais il ne peut être employé quand le polype a poussé de nombreux prolongements en dehors du pharynx ; il ne serait pas non plus applicable aux cas où la tumeur remplit toute la cavité pharyngienne. On ne pourrait alors circonscrire les insertions du pédicule entre la rugine et le doigt introduit par la bouche. Ce procédé a donc nécessairement des applications restreintes. Au reste, M. Guérin ne le présente pas comme devant supplanter tous les autres ; il pense seulement qu'il faut s'efforcer de le substituer à la résection du maxillaire supérieur.

2° *Opérations qui se pratiquent sur la bouche.* — Ici encore nul doute que les opérations par les voies naturelles n'aient l'avantage au point de vue de la forme, d'autant plus qu'on opère sur la région de la face. Mais tout important qu'il est, ce point de vue même n'est que secondaire.

Ce qu'il faut avant tout, c'est assurer une hémostase facile, et l'ablation complète du néoplasme qu'il s'agit de combattre. Nous avons déjà dit que, dans certains cas, ces deux indications se trouvaient réalisées du même coup par une opération préliminaire, débridement de la joue, incision sushyoïdienne, ligatures préliminaires. Il ne faudra donc pas négliger d'y avoir recours dans les cas que nous avons déterminés précédemment.

3° *Extirpation des polypes du larynx.* — Depuis que l'usage du laryngoscope s'est généralisé, il est bien évident que l'extirpation des polypes du larynx par les voies naturelles doit être préférée aux divers procédés de laryngotomie et de trachéotomie. Mais tous les chirurgiens et ceux même qui s'occupent spécialement des maladies du larynx (1), sont d'accord pour reconnaître que, dans certains cas, l'extirpation par les voies naturelles est impossible ou dangereuse ; il faudra donc lui substituer la création des voies artificielles. Toutefois il y a un tel avantage à opérer par les voies naturelles qu'on doit s'efforcer par tous les moyens de rendre ce mode d'intervention possible. On pourra dans certains cas y parvenir, grâce à une opération adjuvante. Quand on craindra que les manœuvres opératoires ne déterminent de la suffocation, on pratiquera la trachéotomie, M. Krishaber (2) y a eu plusieurs fois recours dans les cas où l'extirpation par les voies naturelles devait être faite à l'aide du galvano-cautère, instrument qui détermine facilement du spasme de la glotte. La trachéotomie joue dans ces cas le rôle d'opération, non pas préliminaire, mais adjuvante.

(1) Voyex Krishaber. Art. Larynx, in Dict. encycl., t. I, 2e série.

(2) Redon. Etude sur la bronchotomie préliminaire. Thèse de doct., 1878, p. 31.

L'intérêt qu'il y a à opérer par les voies naturelles les olypes du larynx est si grand, que nous devons rapporter e moyen ingénieux employé par Eysell (1) pour augmenter e champ de ce mode d'intervention. Il s'est proposé de remédier à la difficulté qu'on éprouve à arriver aux tumeurs eu mobiles qui siégent au-dessous des cordes vocales. Pour cela, tout en examinant le malade au laryngoscope, l enfonce une aiguille dans le plan de la ligne médiane du corps, immédiatement au-dessous du cartilage thyroïde, a fait pénétrer dans le larynx, et embroche la tumeur. Puis, en faisant basculer l'aiguille, il amène la tumeur au-dessus des cordes vocales inférieures. Il a pu arriver, par les ponctions multiples, à morceler la tumeur. Dans un cas d'adhérence cicatricielle des cordes vocales, à la suite d'une plaie du larynx, il a pu faire pénétrer de cette façon un ténotome à lame très-étroite entre les cordes vocales et sectionner les adhérences.

Ce procédé paraît aussi inoffensif qu'ingénieux, et nous ne lui ferons d'autre reproche que de nécessiter une grande pratique du laryngoscope et une extrême habileté de la part de l'opérateur. Peut-être entre les mains d'un chirurgien moins rompu aux manœuvres laryngoscopiques ne donnerait-il pas grand résultat. Il serait préférable alors de recourir à une trachéotomie adjuvante. Si l'extraction par les voies naturelles échouait, on aurait ainsi une voie tout ouverte pour pratiquer l'extirpation du polype par un chemin artificiellement créé. Après avoir été simplement adjuvante, la trachéotomie deviendrait ici préliminaire. Au reste, si l'ouverture trachéale n'était pas suffisante, on pourrait y joindre la section du cricoïde. Nous

(1) A. Eysell. D'un nouveau procédé dans les opérations à pratiquer sur le larynx. Centralblatt für Chirurgie, 1874, nº 20.

avons déjà dit que c'était la crico-trachéotomie qui nous semblait mériter la préférence dans les cas où il est nécessaire de pénétrer dans le larynx au-dessous des cordes vocales.

4° *Opérations qui se pratiquent sur l'œsophage.* — Appliquée à l'extraction des corps étrangers, l'œsophagotomie donne généralement de bons résultats, mais elle n'en est pas moins une opération sérieuse et d'une exécution délicate. Aussi ne sera-t-elle jamais un procédé de choix, mais seulement de nécessité. Le chirurgien fera toujours tous ses efforts pour pratiquer l'extraction des corps étrangers, et quand celle-ci est impossible, sa propulsion vers l'estomac. Mais quand il s'agit d'un corps dur, irrégulier, à angles très-aigus, plutôt que de dilacérer les parois de l'œsophage, il vaut mieux recourir à l'œsophagotomie. Cette dernière opération sera encore indiquée, quand déjà l'inflammation se sera produite. Toute tentative d'extraction ou de propulsion n'aurait alors d'autre résultat que d'aggraver les lésions, et il vaut mieux se décider à pratiquer la section de l'œsophage.

Quant aux rétrécissements de l'œsophage, ils peuvent être opérés par les voies naturelles (œsophagotomie interne) ou par la section de l'œsophage faite de dehors en dedans (œsophagotomie externe).

Cette dernière opération peut être pratiquée en trois points différents par rapport au siége de la coarctation ; 1° au-dessus du rétrécissement, 2° à son niveau, 3° au-dessous de lui. Il est bien évident que cette dernière opération est simplement palliative, puisqu'elle laisse subsister le point coarcté ; elle ne saurait donc entrer en parallèle avec l'œsophagotomie interne qui se propose de détruire le rétrécissement. Reste l'œsophagotomie externe faite au niveau même du point rétréci, ou bien au-dessus de lui.

La première condition pour qu'elle soit applicable, c'est que le point rétréci puisse être atteint par le chirurgien, c'est-à-dire qu'il siége à la région cervicale. L'œsophagotomie externe n'a donc que des applications restreintes; de plus, dans tous les cas où elle a été appliquée jusqu'ici, elle a donné des résultats funestes.

L'œsophagotomie interne, il est vrai, a ses dangers, qui résident surtout dans la lésion possible d'organes importants, et dans la production d'hémorrhagies graves à une si grande profondeur.

Mais ces dangers existent surtout quand elle est appliquée aux rétrécissements siégeant daus la portion intra-thoracique de l'œsophage; à la région cervicale, ils sont beaucoup moins à craindre. Comme c'est là surtout que le parallèle est à faire entre les deux méthodes, il en résulte que l'œsophagotomie interne doit être préférée. Mais pour juger ces opérations, comme d'ailleurs toutes celles qui s'adressent aux rétrécissements en général, il faut toujours avoir sous les yeux la physiologie pathologique des canaux muqueux devenus le siége d'une coarctation organique (1). On arrive ainsi à se convaincre que toutes ces méthodes n'ont qu'une valeur relative, et que le mot *cure radicale* des rétrécissements doit être rayé de la médecine opératoire. C'est pour cela que les opérations sanglantes appliquées au traitement des rétrécissements doivent rester des moyens exceptionnels. La dilatation constitue toujours une méthode bien supérieure, parce qu'elle est à la fois moins grave et plus conforme aux notions de la physiologie pathologique.

Nous avons fait le parallèle des opérations par les voies

(1) Voyez Verneuil. Art. Rétrécissement, in Dict. encycl., 3e série, tome IV.

naturelles et par les voies artificielles applicables à la partie supérieure du tube digestif et des canaux respiratoires. A l'extrémité inférieure du tube digestif, le rectum ; sur les voies génito-urinaires, l'urèthre dans les deux sexes, le vagin et l'utérus chez la femme, sont soumis à des opérations qui peuvent aussi s'exécuter par les voies naturelles ou à l'aide de chemins créés artificiellement. Nous devons maintenant nous en occuper.

5° *Opérations qui se pratiquent sur le rectum.* — L'extraction des corps étrangers du rectum, le traitement des rétrécissements de cet organe peuvent s'effectuer soit par l'intérieur même de sa cavité, soit après l'ouverture d'une voie préalable.

A propos de l'extraction des corps étrangers, nous devons répéter ce que nous avons dit déjà pour l'œsophage. Quand elle est possible par les voies naturelles, elle doit être faite par ce procédé. Mais ici encore plutôt que de s'exposer aux accidents graves de phlegmon, de péritonite, résultant soit du volume du corps étranger, soit de ses aspérités, ou bien encore de l'inflammation existant déjà dans les parois rectales, il est préférable de recourir à des opérations préliminaires. A cet égard, nous adoptons complétement les conclusions qui ont été posées par M. Gérard dans sa thèse (1) Si le corps étranger est dans le rectum ou partiellement seulement dans l'S iliaque, l'extraction doit être tentée par les voies naturelles. Si elle échoue, il faut pratiquer la dilatation de l'anus, et au besoin, la rectotomie verticale linéaire, et la résection du coccyx. Quand le corps étranger est complétement engagé dans l'S iliaque, il faut

(1) Camille Gérard. Des corps étrangers du rectum. Thèse de doct., Paris, 1878.

avoir recours à la laparo-entérotomie par incision sur la ligne médiane.

Quant aux rétrécissements du rectum, ils ont été traités soit par la rectotomie interne, soit par la rectotomie externe. Dans l'incision faite par les voies naturelles, c'est-à-dire par l'intérieur du rectum, il faut bien distinguer, ainsi qu'a eu soin de le faire remarquer notre maître M. Verneuil, deux procédés tout à fait distincts par leur portée thérapeutique et par leur gravité. Dans l'un d'eux, on coupe seulement la bride cicatricielle plus ou moins large qui constitue le rétrécissement ; on fait, en un mot, la stricturotomie ; dans l'autre procédé, on coupe la paroi du rectum dans toute son épaisseur jusqu'aux limites externes de l'induration. Il y a une grande différence entre les deux opérations. La stricturotomie n'est pas grave ; mais elle est seulement palliative, parce qu'elle laisse persister une partie du rétrécissement.

Les incisions profondes, d'après le procédé de Reybard, constituent, dans le rectum, des opérations périlleuses, à cause de la possibilité des hémorrhagies, des infiltrations sanguines et stercorales ; de là, des phlegmons diffus très-graves. C'est pour cette raison que, dans la discussion à la Société de chirurgie (1), nos maîtres MM. Verneuil et Panas ont vanté la rectotomie externe, de préférence à l'interne dans la cure des rétrécissements du rectum. Les faits que nous avons observés sont bien de nature à nous faire partager cette manière de voir. Nous citerons, par exemple, le cas suivant qui s'est présenté pendant le cours de notre internat dans le service de M. Verneuil :

Une femme d'une trentaine d'années était atteinte d'un rétrécissement syphilitique du rectum. La région anale

(1) Bulletins de la Société de chirurgie, 1872 et 73.

était saine ; le doigt introduit dans l'anus rencontrait à 3 centimètres de profondeur une bride formant un rétrécissement assez étroit pour que la pulpe de l'index n'y pénétrât qu'avec peine. Le rétrécissement étant valvulaire, mobile, ne dépassant pas une longueur de 7 à 8 millimètres, M. Verneuil pensa qu'on pourrait le traiter avantageusement par la rectotomie interne. Cette opération fut pratiquée le 20 avril 1877, à l'aide du thermocautère. L'hémorrhagie fut insignifiante, l'incision n'eut pas une grande profondeur, et l'on s'appliqua à ne pas dépasser l'épaisseur de la paroi intestinale. Pour éviter l'infiltration des gaz et des matières fécales, on pratiqua la dilatation de la marge de l'anus, et l'on plaça une sonde à demeure dans le rectum ; enfin on lava l'intestin avec des injections phéniquées.

Malgré ces précautions multipliées, on ne tarda pas à voir se développer des accidents redoutables. Le 22 avril au soir, la malade avait 40°; elle présentait de l'agitation, de la stupeur. Le lendemain matin, 23 avril, à sa visite, M. Verneuil constatait l'existence d'un vaste phlegmon gangréneux du tissu cellulaire péri-rectal. Il y avait une tuméfaction très-marquée de la fesse droite, de la rougeur, de l'infiltration gazeuse; les ganglions de l'aine étaient douloureux. Immédiatement, M. Verneuil pratiqua à l'aide du thermocautère un large débridement pour arrêter l'infiltration des gaz et des matières. La paroi postérieure du rectum fut fendue sur la ligne médiane depuis l'anus jusqu'au coccyx ; on pratiqua un drainage sur la paroi latérale droite de l'intestin. Enfin on appliqua plusieurs pointes de feu en profondeur au milieu de l'engorgement, dans le but d'en provoquer la résorption.

Grâce à cette intervention énergique, la fièvre tomba, le poison septique fut éliminé, et la malade se rétablit rapidement. En somme, la rectotomie interne a été ici transformée par une nouvelle opération en une véritable rectotomie externe, qui a permis de conjurer les accidents si graves dus à l'emploi du premier procédé.

A propos de ce fait, M. Verneuil faisait remarquer à sa clinique du 25 avril combien l'emploi du thermo-cautère était avantageux en pareil cas. On évite ainsi la perte de sang, et l'absorption d'une nouvelle quantité de poison septique par des vaisseaux béants. De même, on évite la nécessité de pratiquer le tamponnement du rectum, dangereux à cause de la possibilité des infiltrations. Enfin, l'action du fer rouge est révulsive ; elle favorise l'exosmose des liquides en dehors de l'économie, et combat ainsi l'empoisonnement septique.

En résumé, les petites incisions sur les brides du rectum pourront être employées comme moyens palliatifs, et destinés à favoriser la dilatation. Mais dans tous les cas où l'état du malade nécessitera une intervention prompte et radicale, c'est à la rectotomie externe qu'il faudra donner la préférence, comme étant tout à la fois plus avantageuse et moins grave que la rectotomie interne. L'emploi du thermo-cautère en pareil cas sera d'un précieux secours.

6° *Opérations qui se pratiquent sur les organes génitaux de la femme.* — Nous n'avons rien à dire ici de l'ovariotomie ; elle exige nécessairement la gastrotomie préliminaire ; il n'y a aucun parallèle à faire avec les opérations par les voies naturelles.

Il n'en est pas de même pour l'hystérotomie : Pratiquée par le vagin, suivant le procédé de Récamier, et appliquée au traitement des cancers de l'utérus, l'extirpation de l'organe n'a donné que des résultats désastreux. Elle est aujourd'hui complétement abandonnée.

Dans les cas d'inversion utérine, au contraire, on peut y

avoir recours. Quand la réduction n'a pu être obtenue, même à l'aide d'une opération préliminaire, consistant ici dans le débridement du col utérin, on en vient à l'hystérotomie.

Le professeur Courty, qui a employé cette opération, lui est favorable (1). Il la pratique au moyen de la ligature élastique, qui amène en deux semaines la chute de l'utérus. D'après cet auteur, le temps que met la ligature à sectionner le pédicule suffit pour que des adhérences péritonéales s'établissent qui préviennent l'ouverture et l'inflammation de la séreuse.

Quand l'extirpation de l'utérus est faite dans le but d'enlever un corps fibreux, il est bien évident que l'opération ne pourra être exécutée par les voies naturelles. Il faudra nécessairement pratiquer préalablement la gastrotomie. Cette opération n'aura, du reste, que des indications bien exceptionnelles.

Ainsi donc, il est impossible d'établir un parallèle entre l'extirpation de l'utérus par les voies naturelles et par les voies artificielles, puisqu'elles répondent à des indications différentes. Il est bien évident d'ailleurs que l'extirpation par la voie artificielle se complique d'une opération préliminaire qui a elle-même une grande gravité, la gastrotomie.

Mais les corps fibreux sont loin de nécessiter dans la plupart des cas une intervention aussi grave. Lorsqu'ils affectent la forme de polypes, ils peuvent être extirpés par les voies naturelles, avec ou sans l'aide d'une opération préliminaire. Ces opérations sont ici la dilatation du col ou

(1) Courty. Inversion utérine de 4 mois ; réduction spontanée après onze jours de compression par le pessaire à air, in Gazette hebdomadaire, 11 octobre 1878.

son débridement. Lorsque l'extirpation peut être facilement exécutée, il est bien évident qu'on n'y aura pas recours. Mais quand elle présente des difficultés, plutôt que de pratiquer des tractions trop fortes qui peuvent amener une inversion de l'utérus et même une péritonite, il vaut mieux employer le débridement du col. Dans le même but, on pratiquera, s'il est nécessaire, les débridements de la vulve, dont nous avons parlé. Nous devons toutefois citer une opération adjuvante qui pourra, dans certains cas, dispenser de ces débridements préliminaires : nous voulons parler du morcellement des tumeurs, conseillé par Chassaignac. Quand la tumeur est très-volumineuse, cet auteur taille, dans la partie accessible du polype, un morceau en forme de coin ou de tranche ; ce fragment cunéiforme une fois enlevé, les deux autres s'abaissent comme deux valves, et le reste de la masse peut être extrait. On évite ainsi des tractions dangereuses.

Quant aux diverses opérations préliminaires applicables au traitement des fistules vésico-vaginales que nous avons précédemment citées, l'emploi des procédés américains d'avivement et de suture les a rendues inutiles. Aujourd'hui l'opération se pratique par les seules voies naturelles, en s'aidant ou non, selon les cas, de l'abaissement de la fistule.

7° *Opérations qui se pratiquent sur les voies urinaires de l'homme et de la femme.* — Ce sont celles qui ont pour but l'extraction des calculs et des corps étrangers de la vessie. Elles peuvent être pratiquées par les voies naturelles ou à l'aide des voies ouvertes artificiellement. Le parallèle entre ces deux méthodes n'est autre que celui à établir entre la taille et la lithotritie. Il fut un moment où ce parallèle était à chaque instant présenté et discuté, et si, pour résoudre la question, on invoquait les chiffres, on se basait aussi, il faut bien le dire, sur ses préférences personnelles et sur ses aptitudes plus ou moins grandes à chacune des deux opérations. Aujourd'hui nous n'avons plus besoin de faire ce parallèle. La question est en effet résolue. La lithotritie n'est plus une opération qui soit aux mains de quelques spécialistes ; tous les chirurgiens apprennent à la pratiquer, et tous reconnaissent sa supériorité sur la taille. A un autre point de vue, d'ailleurs, le parallèle est devenu impossible entre les deux méthodes. En effet, la lithotritie est toujours l'opération de choix : on ne réserve la taille que pour les cas où le broiement par les voies naturelles est impossible ou dangereux, par conséquent, pour les cas les plus défavorables. Il est donc impossible de comparer entre elles les deux opérations qui, le plus souvent, sont pratiquées dans les conditions les plus dissemblables.

Est-ce à dire pour cela que la taille soit appelée à disparaître? Nullement, car à supposer même qu'on triomphe de tous les obstacles mécaniques résultant du volume et de la dureté des calculs, on ne supprimera point les difficultés tenant au mauvais état général des individus. L'altération grave des organes génito-urinaires est en effet une contre-indication fréquente à la lithotritie, et une des circonstances qui obligent souvent le chirurgien à recourir à la taille. Une autre tient à l'âge des malades. On sait que chez l'enfant le peu de développement de la prostate, l'engagement fréquent des calculs dans l'urèthre, contre-indiquent la plupart du temps la lithotritie, à moins qu'on espère terminer rapidement celle-ci, en une ou deux séances. C'est encore un élément qui viendrait altérer le parallèle entre les deux méthodes, en présentant la taille sous un jour trop favorable. Si, en effet, dans le jeune âge, elle est plus souvent nécessaire, elle a en même temps l'avantage d'être beaucoup plus bénigne dans cette période de la vie.

Chez la femme, les conditions anatomiqnes sont encore bien plus favorables à la lithotritie; mais ici, en vertu même de la disposition des organes, ce n'est pas tant avec la taille qu'avec l'extraction par les voies naturelles qu'elle a à lutter. Toutefois il ne faut pas trop s'exagérer les avantages de l'opération par les voies naturelles, et surtout il faut bien comprendre la portée de ce mot dans le cas particulier. Sans doute, quand on extrait un calcul par l'urèthre chez la femme, on opère par les voies naturelles. Mais ces voies sont-elles dans leur état normal? Nullement, car on a dû préalablement les dilater, absolument comme on dilate le col de l'utérus dans l'extirpation de certains polypes de cet organe. C'est là une circonstance importante dont il faut avoir soin de tenir compte. Il importe de se demander si cette dilatation des voies naturelles ne présente pas en réalité plus d'inconvénients que la création de voies artificielles. On sait que A. Cooper put extraire, après la dilatation prolongée de l'urèthre, un calcul de 8 centimètres et demi de circonférence. Dans ces dernières années, Simon de (Berlin) a poussé aussi très-loin la dilatation de l'urèthre chez la femme, dans le but de pratiquer l'exploration de la vessie. Or, cette dilatation est elle bien réellement sans danger ; n'expose elle pas à des ruptures ? Nous avons fait à cet égard quelques expériences sur le cadavre. Nous nous sommes servi d'un dilatateur à trois branches, agissant bien parallèlement de façon à donner une dilatation égale dans tous les points. Nous avons vu qu'en arrivant à une dilatation de 2 cent. 7 à 2 cent. 8 de diamètre, on obtient une rupture de la muqueuse. Ce qui cède, c'est l'urèthre, le col de la vessie résiste, et, quand on introduit le doigt dans le trajet dilaté, on sent qu'il forme un anneau plus etroit et plus serré. Il ne nous semble donc pas prudent d'appliquer la dilatation à l'extraction de calculs dépassant 2 centimètres de diamètre. Outre les déchirures, on aurait encore à craindre l'incontinence d'urine, résultant d'une dilatation excessive. Or, dans les cas où la dilatation est possible, la lithotritie le sera aussi la plupart du temps. Par là, la dilatation perd une grande partie de son importance.

Quand la lithotritie n'est pas praticable, il faut avoir recours à une opération préliminaire, c'est-à-dire à l'un des procédés de taille qui ont été proposés chez la femme. Celui qui nous semble devoir être préféré, c'est la taille vésico-vaginale. Le reproche le plus sérieux qu'on lui ait fait, c'est d'exposer aux fistules vésico-vaginales. Mais ce reproche nous semble avoir perdu aujourd'hui une grande partie de sa valeur ; on est en effet d'accord sur la nécessité de pratiquer immédiatement la suture de la plaie. De plus, on pourra lui appliquer les progrès immenses qui ont été réalisés dans l'opération de la fistule vésico-vaginale. Déjà, Valette (d'Orléans) avait obtenu un succès complet par la suture immédiate. Dernièrement, M. Pilate (d'Orléans) a eu recours à la même opération ; seulement, au lieu de faire l'incision transversale, il l'a faite dans le sens antéro-postérieur (1). Peu de temps après, M. Guyon a communiqué à la Société de chirurgie un cas où il a employé le même procédé (2). Il a incisé sur la ligne médiane et a fait l'abrasion de la muqueuse vaginale avec des ciseaux, avant de faire la suture. Il a fait la suture en passant les fils au-dessous de la muqueuse vésicale. La sonde à demeure ne resta que trois jours en place. Il n'y eut pas de réaction fébrile. Le

(1) Société de chirurgie, 30 octobre 1878.
(2) Bulletin de la Société de chir., séance du 18 décembre 1878.

onzième jour, les fils furent enlevés et la cicatrisation était complète.

Ainsi exécuté, ce procédé donnera de bons résultats. Ce ne serait que pour des calculs d'un volume énorme qu'on aurait recours à la taille hypogastrique.

Il nous reste enfin à dire un mot des opérations applicables aux rétrécissements de l'urèthre chez l'homme. Ici encore deux procédés sont en présence, l'urèthrotomie interne et l'externe. Dans le cas de rétrécissements d'origine blennorrhagique, c'est l'uréthrotomie interne qui doit être employée. L'externe est réservée pour les rétrécissements d'origine traumatique, quand le cathétérisme est devenu impossible, ou encore pour les cas récents de déchirures de l'urèthre. On a objecté, il est vrai, à l'uréthrotomie interne que, même dans certains cas de rétrécissements blennorrhagiques, elle était inapplicable, le canal étant devenu infranchissable. Si ces cas existent, ils doivent être bien rares, d'après les faits que nous avons observés dans le service de notre maître M. Guyon. Il est, en effet, une foule de petits moyens adjuvants sur lesquels nous ne pouvons insister ici, mais qui font que la plupart des rétrécissements, même les plus difficiles à franchir, se laissent enfin traverser, et rendent possible l'application de l'uréthrotomie interne (1).

En résumé, d'après tout ce que nous venons de voir, les opérations par les voies naturelles doivent être dans la grande majorité des cas préférées aux opérations par les voies artificielles. Celles-ci ne seront la plupart du temps que des procédés de nécessité. D'après cela, on pourrait se

(1) Voyez Edouard Martin. Etude clinique sur le traitement de quelques complications des rétrécissements de l'urèthre. Thèse de doctorat. Paris, 1875.

demander si la chirurgie ne doit pas se proposer de substituer partout les opérations par les voies naturelles aux voies créées artificiellement. Déjà nous avons répondu à cette question, en faisant remarquer que, dans plus d'une circonstance, la simplicité des opérations par les voies naturelles n'était qu'apparente, mais qu'elle cachait en réalité les plus graves dangers. Ici interviennent les opérations préliminaires qui, en rendant l'exécution de l'opération fondamentale plus facile et plus sûre, simplifient le pronostic.

Si nous jetons les yeux sur l'histoire de la chirurgie, nous voyons que cette lutte entre les deux ordres d'opérations n'a cessé de se prolonger. Si les opérations par les voies naturelles l'ont emporté sur plus d'un point, les voies artificielles ont eu sur d'autres l'avantage, et les deux méthodes sont aujourd'huï florissantes.

Dans l'histoire des polypes naso-pharyngiens, par exemple, nous voyons Manne, d'Avignon, recourir en 1717 à la boutonnière palatine, puis, en 1832, Syme, d'Edimbourg, en 1840, Flaubert, de Rouen, employer la résection du maxillaire supérieur. Ici donc, des opérations préliminaires de plus en plus graves sont conseillées, puis, par une réaction en sens inverse, M. Alphonse Guérin propose de revenir à l'extirpation par les voies naturelles, avec la rugination de l'apophyse basilaire.

La laryngotomie, proposée par Desault, est exécutée en 1833 par Brauers, de Louvain, pour des tumeurs verruqueuses du larynx, et en 1844 par Ehrmann, de Strasbourg, pour des polypes. Mais depuis que C zermak a perfectionné et vulgarisé l'usage du laryngoscope (1857-1860), l'extraction par les voies naturelles a prévalu. Il n'en est pas moins vrai, comme nous l'avons dit, que les opérations par les voies artificielles restent comme méthodes d'exception.

L'œsophagotomie externe proposée par Verduc est appliquée en 1786 par Tarenget, puis par Monod à la cure des rétrécissements. C'est plus tard, en 1861, que Maisonneuve a recours à l'œsophagotomie interne. Cette dernière toutefois n'a pas complétement supplanté sa rivale, et chacune d'elles conserve ses indications spéciales.

Après une longue période d'hésitations et de revers, la gastrotomie comme opération préliminaire a été enfin adoptée en France depuis 1860, et surtout depuis 1862, dans l'extirpation des kystes de l'ovaire. Dans le traitement de l'étranglement herniaire, elle a été un moment délaissée pour le taxis. Repoussé par les chirurgiens du XVIIIe siècle, le taxis forcé a été remis en honneur par Amussat, en 1832. Lisfranc lui était favorable. Il fut de nouveau rejeté comme dangereux, puis enfin Gosselin y revint en 1859. Aujourd'hui il est abandonné et l'on peut à cet égard répéter ce que dit Malgaigne (1) : « Le taxis forcé d'Amussat, malgré ses succès, a fini par faire peur à Lisfranc ; le taxis forcé de Lisfranc fait peur à Gosselin ; et en ce moment, le taxis forcé de Gosselin fait encore peur à l'immense majorité des chirurgiens. » Sans doute le taxis, dans les cas d'étranglement récent, est toujours la méthode de choix ; il peut être utilement aidé dans certains cas par la ponction aspiratrice. Mais dès que son impuissance est constatée, il est inutile et dangereux d'y insister, et il vaut mieux recourir au débridement par le bistouri. Ici encore, nous voyons donc les deux opérations par les voies naturelles (réduction à travers l'anneau abdominal), et par les voies artificielles (gastrotomie préliminaire) subsister l'une à côté de l'autre et conserver chacune ses indications.

(1) Manuel de médecine opératoire, t. II, p. 386.

De même pour la taille et la lithotritie. Au moment même où la première opération de lithotritie était faite par Civiale le 13 janvier 1824, la taille se modifiait et s'enrichissait de nouveaux procédés. En 1816, J. L. Sanson avait imaginé la taille recto-vésicale. En 1824, Dupuytren adoptait la taille bilatérale et la perfectionnait. En 1828, enfin, Vidal de Cassis inventait la taille quadrilatérale. Depuis lors l'avantage est resté à la lithotritie, mais la taille n'en a pas moins conservé ses indications spéciales.

De même encore pour l'uréthrotomie. L'opération de la boutonnière a été décrite de tout temps ; c'est seulement en 1819 qu'Arnott eut recours à l'uréthrotomie interne ; elle fut vantée en 1824 par Amussat, et par Reybard en 1833 ; enfin elle reçut de Maisonneuve un perfectionnement qui lui assura la supériorité, en 1855. Néanmoins nous avons vu l'uréthrotomie externe rester comme unique ressource dans certains cas particuliers.

En résumé, on voit qu'il y a toujours eu tendance à substituer les opérations par les voies naturelles aux opérations par les voies artificielles. Cependant ces dernières ont survécu, et même on en a de jour en jour imaginé de nouvelles. Ainsi, la gastrotomie pour les kystes de l'ovaire, puis pour les corps fibreux de l'utérus, pour le traitement de l'occlusion intestinale. Ainsi, les diverses opérations préliminaires destinées à faciliter l'extirpation des tumeurs de la langue. En 1838, Regnoli enleva la partie moyenne du maxillaire inférieur pour extirper une langue hypertrophiée. Plus tard, Sédillot se borna à diviser le maxillaire sur la ligne médiane. Maisonneuve est allé plus loin. En 1855 et en 1856, il a pratiqué la désarticulation d'un des côtés de la mâchoire pour faciliter l'extirpation de tumeurs épithéliales de la langue, du pharynx et du voile du palais. En 1863, M. Verneuil avait recours à la rectotomie linéaire verticale ; la même année, il employait la résection préliminaire du coccyx.

Nous voyons donc les opérations par les voies artificielles persister et conserver leurs indications spéciales à côté des opérations par les voies naturelles destinées à les supplanter ; nous voyons de plus les chirurgiens s'ingénier à créer chaque jour de nouvelles voies artificielles. Il est donc probable que les deux ordres d'opérations continueront d'exister et de se développer parallèlement. Nous disons probable et non certain ; car nulle part en science, et en médecine surtout, il n'est prudent d'engager l'avenir.

Songeons à l'histoire de l'anesthésie. « Éviter la douleur dans les opérations, a-t-on pu dire, est une chimère qu'il n'est plus permis de poursuivre aujourd'hui » (1).

Quand on songe que ces lignes ont été écrites en 1839 et par un homme de la valeur de Velpeau, qui n'était pas seulement un grand chirurgien, mais un savant de premier ordre, on comprend quelle prudence il faut apporter dans les jugements sur les événements à venir.

Nous ne disons donc pas que, par les progrès de la médecine opératoire, les opérations préliminaires n'arrivent à être singulièrement restreintes. Mais il nous semble que les deux méthodes, opérations par les voies naturelles et par les voies artificielles, continueront à être employées. Elles puisent en effet leur raison d'être dans les avantages particuliers qui caractérisent chacune d'elles ; les unes sont plus favorables à la conservation de la forme, les autres l'emportent parfois en facilité et en sécurité. De plus, les opérations préliminaires se présentent avec cet

(1) Nouveaux éléments de médecine opératoire, t. I, 1839.

immense avantage d'être applicables, alors que les opérations par les voies naturelles ont cessé de l'être. Par là, elles augmentent les ressources du chirurgien, elles étendent le champ de la médecine opératoire et offrent au malade une chance nouvelle de guérison.

TABLE DES MATIÈRES

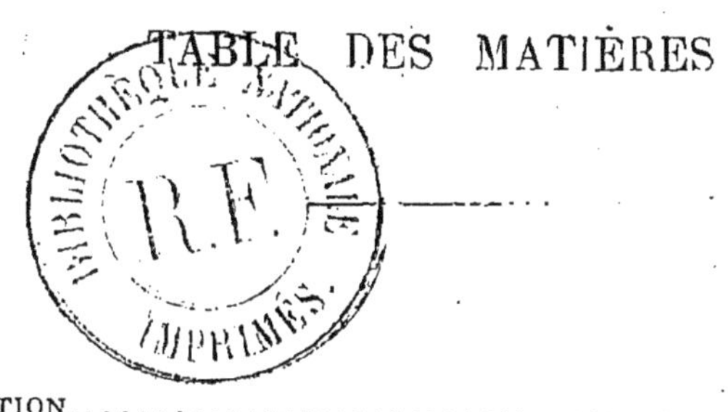

Paris. — A. Parent, imp. de la Faculté de Médecine, r. M.-le-Prince, 29-31.

Paris. — Typ. A. PARENT, imp. de la Faculté de médecine, rue M.-le-Prince, 29-31.

www.ingramcontent.com/pod-product-compliance
Ingram Content Group UK Ltd.
Pitfield, Milton Keynes, MK11 3LW, UK
UKHW012220240726
13966UKWH00003B/861